老けない人は何を食べているのか

森　由香子

青春新書
PLAYBOOKS

はじめに

老ける老けないは、食事や食習慣と深い関係があります

みなさんは、同窓会などに出席したとき、こんな経験はありませんか？　クラスのアイドルだった男子や女子が疲れた中年・熟年になってしまっていたり、逆に肥満体だった人がスマートになってきらきら輝いていたり——。

アンチエイジングというと、外見を若々しく保つために、毎日どのようにお肌の手入れをしたらいいのか——そんな、化粧品などの美容分野のお話と思われる方が多いのではないでしょうか。かつては私も、そのひとりでした。30歳くらいまでは、自分の肌や見た目のアンチエイジングを、化粧品の力にゆだねていたのです。

しかしその後、数カ月海外で暮らしたことで、アンチエイジングに対する考え方が180度変わりました。食事が原因で肌が荒れ、体型は崩れ、体調不良にまで陥ってしまったのです。きっと、そのときの私の外見は10歳は老けていたことでしょう。

このことがきっかけとなり、食の大切さを痛感した私は、管理栄養士となりました。現在は日本抗加齢医学会に所属し、クリニックで日本抗加齢医学会指導士の立場から「食事からのアンチエイジング」をテーマに栄養・食事指導を行っています。

加齢とともに同じ年齢でも老ける度合いが変わってきます。老ける度合いは、食事や食習慣と深い関係があるのです。つまり毎日・毎食、どういう食事をするかで、老けるか老けないかを決定づけてしまうのです。

たとえば、禁煙したら肌がとてもきれいになったという声を多くの方から聞きます。これは、ビタミンCが関係しています。たばこを吸う人はビタミンCの消費が吸わない人に比べて多いため、不足しがちです。ビタミンCはカラダの中で老いの防止に役立っていますが、体内で作ることができないため、食事から補給しなければなりません。

また、人間は血管から老いるといわれていますが、活性酸素がその原因のひとつ。活性酸素は、血管を硬くして動脈硬化を引き起こしたり、シワやシミの原因にもなり、エイジング（老い）に加担します。しかし、アンチエイジングの敵であるこの活性酸素は、食事の力で撃退することができます。

　本書では、どんな食材をどう食べれば、見た目もカラダもアンチエイジングできるのか、活性酸素を撃退できるのかをはじめ、流行りのアンチエイジング情報の真偽、加齢によって崩れてくる体型への対処法などを、具体的な事例を挙げながら紹介しています。

　ご自身がアンチエイジングのために良かれと実践していた食事が、実はエイジングを加速してしまっているかもしれません。思い込みや間違った常識を払拭して、本当に効果的な「食事からのアンチエイジング」を実践しましょう。

　そして本書を手に取られたひとりでも多くの方が、いつまでも若々しく健康で、幸せな人生を過ごされることを願っております。

老けない人は何を食べているのか――もくじ

第1章　肌年齢が若い人は何を食べているのか

第2章　見た目が若い人は何を食べているのか

第3章 カラダがサビない人は何を食べているのか

第4章 血管年齢が若い人は何を食べているのか

第5章　老ける食習慣、老けない食習慣

編集協力／上原章江
本文デザイン／青木佐和子
ＤＴＰ／センターメディア

第1章

肌年齢が若い人は何を食べているのか

毎日食べたい！肌を若々しく保ってくれるアノ食品

シミやくすみがなく、ハリのある若々しい肌と、そうでない肌の違いは、どうして生まれるのでしょうか。

それは、肌の新陳代謝、つまり「ターンオーバー」がうまくいっているかどうかにかかっています。

ターンオーバーとは、皮膚の深いところで細胞分裂により生まれた細胞が、新陳代謝を繰り返しながら徐々に肌の表面へと押し上げられ、最終的にはアカとなってはがれ落ちていく一連の流れのこと。理想の周期は28日といわれています。

新陳代謝が活発で、ターンオーバーが順調に繰り返されている肌は、健康的で美しい肌になります。

そうした肌の新陳代謝を促してくれる大事な栄養素が、ビタミンB_1、ビタミンB_2、ナイアシン、葉酸といった、ビタミンB群です。特にビタミンB_2は、細胞の再生を促し、皮膚や粘膜の成長を促進してくれる、美肌に欠かせない栄養素です。

実は、ビタミンB群を一度にたくさんとれる、夢のような食品があります。そんな食品があるなら、みなさんも、ぜひとも毎日食べたいと思いませんか？

「高い食材だったらどうしよう……」と思った方、その心配はいりません。ビタミンB群が豊富なその食材とは、私たちにとって身近な存在である、あの納豆なのです！

納豆は、ビタミンB群が豊富なだけでも素晴らしいのに、そのうえ毛細血管の血行を促すビタミンEも含まれ、まさに肌のためには最高の食材のひとつ。価格も手頃ですし、調理に手間もかからず、ごはんにもよく合います。毎日、納豆を1パック食べるのは、美肌のためにはとてもよいと思います。

それだけではありません。納豆が美肌によい理由は、ほかにもいくつかあります。

まず、納豆に豊富なビタミンB群は、肝臓の機能も活発にします。

肝臓は、アルコールやニコチンなどの有害物質を無害にする役割を果たしている大切な臓器です。肝臓の機能が落ちると、有害物質の代謝がうまくいかなくなり、肌トラブルを引き起こすことがあるのです。また、肝臓にはカラダに必要な栄養を蓄えておく役割もあるので、肝臓の機能が落ちると、肌を美しく保つためのビタミン類などが十分に行き渡らなくなる恐れもあります。

そういえば、私の知り合いで、肌のくすみが気になるので何か薬を出してもらえないかと皮膚科に相談に行った人がいます。彼女が処方された薬をあとで調べてみたら、肝臓病の治療薬だったそうです。

もうひとつ、納豆が美肌に役立つ理由に、整腸作用があります。腸は、食べ物に含まれている栄養を吸収するところですから、ここが正しく働かなくなると、体内でさまざまな悪影響を引き起こします。もちろん、肌荒れの原因にもなります。

納豆に含まれている納豆菌と食物繊維には、便通を整え、腸内にあるビフィズス菌などの善玉菌を増やし、悪玉菌の増殖を抑える働きがあります。つまり、納豆を積極的に食べることで腸の健康が保て、カラダに必要な栄養をスムーズに吸収し、若々しい肌を保つ効果が期待できるのです。

いつまでも若々しい人は、1日1コ卵を食べている

いつまでも若々しい肌を保っている方が、必ずと言っていいほどよく食べている食品といえば、なんでしょう。ビタミンCが豊富なフルーツでも、コラーゲンが豊富なフカヒレでもありません。

それは、なんと、卵。

何も特別な卵ではなく、スーパーなどで売っている、ごく普通の鶏卵です。

卵はたんぱく質なのになぜ？　ビタミンのほうが肌に大切なんじゃないの？　と思った方のために、皮膚の構成について、少し説明しておきましょう。

まず、皮膚を構成している主な成分はたんぱく質です。たんぱく質は約20種類のアミノ酸で作られています。そのうち9種類のアミノ酸は、私たちがカラダの中で作る

ことができないため、食べ物からとる必要があります。これが、必須アミノ酸です。

必須アミノ酸は、9種類全部が足りていないと、十分な働きをしてくれません。ですから、若々しい肌を保つためにも、健康なカラダでいるためにも、私たちは9種類の必須アミノ酸を食べ物からしっかりとる必要があります。

この、必須アミノ酸をもっともバランスよく豊富に含んでいる食品が、卵なのです。こんな理想的な食品は、卵のほかには見つかりません。

「プロテインスコア」と「アミノ酸スコア」という言葉を聞いたことがあるでしょうか。どちらも、食品に含まれている必須アミノ酸の含有比率を評価する数値です。数値の割り出し方に違いがあり、同じ食品でも、プロテインスコアとアミノ酸スコアには差があるケースが多いのですが、卵だけは、どちらも100。つまり、満点！ どちらのスコアも満点なのは、あらゆる食べ物の中で、卵しかないのです。

さらに卵には、ビタミンA、ビタミンB群、ビタミンD、ビタミンEなどのビタミン類や、鉄、亜鉛、カルシウムなどのミネラル類も含まれています。

ただし、卵をとりすぎるとコレステロールも増えてしまうので、1日1コが適量です。

甘いものの食べすぎは、肌にとっていいことナシ！

糖類を多く含んだ甘いものは、確かにおいしく感じます。食べすぎてはいけないと思いながらも、スイーツの魅力にはつい負けてしまうという人は多いでしょう。

しかし、糖類のとりすぎは、若々しくありたい私たちのカラダに、さまざまな問題を引き起こします。

まず、よく知られている通り、肥満になります。過剰に摂取された糖類は体内で脂肪に変わって蓄えられるため、太ってしまうのです。甘いものがダイエットの大敵といわれているのは、そのためです。

そして、意外と知られていない落とし穴が、糖類のとりすぎによる肌への影響です。

実は、糖類の過剰摂取は、美肌の大敵なのです。

糖類をとりすぎると皮膚の水分量が増加してしまいます。その結果、刺激を受けやすい肌になり、細菌感染を招きやすくなります。肌の免疫力が落ちるので、トラブルの発生率が上がってしまうのです。

また、先に述べた通り、とりすぎた糖類は体内で脂肪に変わって蓄えられるため、皮脂の分泌量が増えて、脂っぽい肌になりがちです。普段から肌がオイリーな人は、特に注意が必要でしょう。

問題はまだあります。糖類をたくさんとると、これを分解するために、カラダの中のビタミンB群がたくさん使われます。特に、ビタミンB_1と、健康な肌を作るのに欠かせない〝美容ビタミン〟であるビタミンB_2が消費されてしまうのです。その結果、肌のために使われるはずだったビタミンB群が減ってしまい、肌が荒れます。

ちなみに、お酒をたくさん飲んだ場合も、アルコールを分解するためにビタミンB群が大量に消費されてしまうので、こちらも肌のためにはよくありません。

とにかく、健康的な肌を保つためには、甘いものはほどほどにすることです。もちろん、〝自分へのご褒美〟として、たまにいただくぶんには問題ありません。

肌のカサつきには、高価なクリームよりも、肉が利く!?

10代や20代の頃はどんなに肌がみずみずしかった人でも、年齢とともに、肌はどうしてもカサついてくるものです。

そんなとき、あなたならどうしますか？　奮発して高いクリームを買いますか？　すでに買って、毎日使っているという人もいるでしょう。

しかし、残念ながら、どんなに高価なクリームを塗っても、肌のカサつきを根本的に改善することはできません。なぜなら、肌がカサつくのは、肌の水分量の問題が大きいからです。

表皮の一番上の角質層という部分の水分量が少ないことが、肌がカサつく大きな原因です。つまり、しっとりした肌を保つためには、肌の外側からクリームで脂を補うことよりも、肌の内側から角質層の水分量を十分に保つことのほうが、より大切なのです。

ここで、角質層について、説明しておきましょう。

角質層は、角質細胞というものがレンガ状に積み重なって作られています。角質細胞はケラチノサイトという物質が変化してできたもので、その重要な材料がケラチンというたんぱく質です。この角質細胞はケラチン繊維と線維間物質から成り立っています。線維間物質には、肌の保湿と大きなかかわりのあるＮＭＦ（天然保湿因子）というものがあって、それがスポンジのように水分を引き寄せることで、肌の水分量を保っているのです。そして、このＮＭＦの多くの部分はアミノ酸でできています。

ですから、肌の水分量を十分に保つためには、食事でアミノ酸のもとであるたんぱく質をしっかりとることが何より大切です。

たんぱく質が豊富な食べ物といえば、肉・魚・卵・大豆・大豆製品です。実際、肉食を嫌って、肉を全然食べていないという人は顔色が悪く、肌がカサついている人が多いようです。

肉・魚・卵・大豆・大豆製品は食べすぎてもカラダや肌のためによくありませんが、毎日適量食べることは、たんぱく質を十分に補充するために重要です。目安として、肉や魚なら50～100g程度、卵は1コ、大豆・大豆製品ならば木綿豆腐3分の1丁（100g）程度を1日の中で、朝食、昼食、夕食の3食に振り分けて食べるようにしましょう。

何万円もする高価なクリームを買って表面から塗るよりは、そのお金で、おいしい肉を買って食べたほうが、ずっと美肌効果が高いと私は思います。

美肌のために、皮膚科医もすすめる「フルーツの王様」とは

そもそも、どうして私たちの肌は年齢とともに衰えてくるのでしょうか。そこには、活性酸素が大きく関係しています。

活性酸素は、呼吸から取り込んだ酸素によって、もしくは紫外線やストレスの影響によってできます。体内でできた活性酸素は、私たちの細胞を酸化させ（サビさせ）、その正常な働きを失わせることで老化を進めたり、いろいろな病気を引き起こします。たとえば、肌のシミ、シワ、たるみなどの老化も、活性酸素の影響が大きいのです。

この活性酸素の働きを抑える力を抗酸化力といいます。抗酸化力のある食品を毎日しっかり食事からとれば、私たちのカラダがどんどん老けていくのを遅らせることができます。

特に、若々しく美しい肌を保つためには、抗酸化力があり〝美肌ビタミン〟とも呼ばれるビタミンCとビタミンE、そして、ビタミンA（もしくは体内でビタミンAに変わるβ−カロテン）をしっかり補給することが大切です。これらのビタミンは、シミ、シワ、たるみといった肌の老化に対して、強力なパワーを発揮してくれます。

実は、この3つのビタミンがしっかり含まれている、素晴らしいフルーツがあります。それは、栄養価の高さから「フルーツの王様」とも呼ばれている、キウイ。

実際、私の知り合いの皮膚科医の先生は、「肌のために、キウイを積極的に食べましょう」と、みなさんにすすめていました。

キウイは洗って半分に切るだけで、スプーンですくって簡単に食べられます。手頃な食後のデザートになるので、私もよく食べています。

キウイ以外で、ビタミンC、ビタミンE、β−カロテンが豊富な食べ物には、大根の葉、ブロッコリー、ニンニクの芽、カボチャ、シシトウ、ニンジン、赤ピーマン、トマト、絹サヤなどの野菜が挙げられます。

毎日の食事に抗酸化力の高い食材を取り入れて、サビない肌を保ちましょう！

いくらコラーゲンを食べても、肌のコラーゲンになるとは限らない

人間の皮膚は、大きく分けて、表皮、真皮、皮下組織の3つに分かれています。その中心である真皮の約7割がコラーゲンといわれています。真皮でコラーゲンがどんどん作られていると、肌は若々しくて弾力がありますが、加齢をはじめとするさまざまなトラブルで肌の細胞と細胞の間をつないでいるコラーゲンが不足してくると、肌のハリがなくなり、シワが増え、老けて見えてしまいます。

そのためでしょうか、一時期、美容のためにコラーゲンがとてもてはやされました。プリプリのお肌になるという宣伝文句で、コラーゲンそのものを入れた「コラーゲン鍋」なるものが流行ったり、手羽先や魚の煮こごりなどをたくさん食べる人が増えました。

ここまで読んで、「え？　私、いまもそうしているけど……」と思った人には、大変残念な事実をお知らせしなければなりません。

実は、コラーゲンを食べても、劇的な美肌効果はないのです。なぜなら、食べ物としてカラダの中に入ったコラーゲンは、消化の過程でアミノ酸に分解されてしまうからです。分解されてアミノ酸になるという意味では、肉や魚、卵のたんぱく質も一緒です。ですから、コラーゲンそのものをたくさん食べても、肉をたくさん食べても、美肌の観点からは大きな違いはありません。

実はこのことは、栄養学はもちろん、科学の世界では常識であり、私のまわりでは「コラーゲンを食べてもあまり意味がないよね」と、みんなで言っていたものです。

最近になって、コラーゲンを食べることで美肌効果が期待できることをうかがわせる論文がいくつか発表されてきました。しかし、まだまだそれが人間の肌に確かな効果があると言えるところまではいっていません。

手羽先や魚の煮こごりなどもたんぱく質に変わりはないので、食べて悪いわけではありません。ただし、過度の期待はしないことです。

コラーゲンを作る材料となる、おすすめ食材あれこれ

肌は、加齢とともにどうしても弾力を失って、シワができたり、たるんだりしてくるものです。こうした肌の老化とコラーゲンの関係を、少し詳しく見てみましょう。

顔にしっかり刻まれてしまったシワの主な原因は、紫外線を浴びることによってできた活性酸素によるものです。活性酸素が真皮のコラーゲンを傷つけ、その部分がへこんでシワになるのです。活性酸素によってコラーゲンが傷ついても、その後、コラーゲンの再生が肌の中でうまく行われれば、シワが刻まれることはありません。

しかし、問題はここからです。肌がコラーゲンを再生しようとするとき、その材料であるアミノ酸などが不足していたり、コラーゲンを作る線維芽細胞の働きがうまくいかなかったりすると、コラーゲンが再生されず、シワになってしまうのです。

ですから、シワを作らないためには、紫外線防止はもちろん、食事でコラーゲンの材料となる栄養をたっぷりとることが大切です。

だからといって、コラーゲンそのものを食べても、それがそのまま肌のコラーゲンになるわけではないということは、先にもふれた通り。コラーゲンは消化の段階でアミノ酸にまで分解されて小腸から吸収されたものが血液にのって皮膚に運ばれ、そこで鉄とビタミンCなどの助けを受けて、コラーゲンに再生されます。

つまり、コラーゲンを作るためには、アミノ酸だけではなく、ビタミンCと鉄も重要なのです。ですから、体内でのコラーゲンの生成を促すためには、肉、魚、卵、大豆・大豆製品、牛乳・乳製品、ブロッコリーや赤ピーマン、イチゴやグレープフルーツなどを、毎日バランスよく食べるといいでしょう。

なお、コラーゲンそのものは消化吸収が悪いので、胃腸の弱い人や、健康な人でも胃の調子が悪いときには、しっかり消化されずにそのまま体外へ排出されてしまうこともあります。肌のコラーゲンを作るためには、胃腸の調子を整えて消化吸収力を高めることも大切です。

肌のたるみには、レバニラ炒めで対抗する

肌が老けて見える要因といえば、シミ、シワ、たるみ。シミはメラニン色素の沈着、シワはコラーゲンの損傷が原因ですが、それでは、たるみの原因はなんでしょうか。

私たちの肌で、コラーゲンの線維を支える役目を果たしているのが、エラスチンです。エラスチンは弾性線維と呼ばれるもので、ばねのような弾力を持っています。このエラスチンが、活性酸素の影響で傷ついたり、年齢とともに少なくなってくると、コラーゲン線維を支えきれなくなって、だらんとたれてきます。これが肌のたるみです。

エラスチンも、コラーゲンと同じく、線維芽細胞から作られます。エラスチンの原料はたんぱく質ですから、たるみを防ぎ、ハリのある肌を保つためには、たんぱく質の補給は欠かせません。

ですが、たんぱく質を十分とっているからといって、安心はできません。線維芽細胞が分裂して正常に分化していくためには、亜鉛とビタミンAが必要だからです。

つまり、エラスチンを肌でしっかり作っていくためには、その材料であるたんぱく質と、亜鉛、ビタミンAを補給しなければいけないのです。

亜鉛もビタミンAも豊富な食材に、卵、牛乳、ウナギ、アナゴ、ギンダラ、レバーなどがあります。これらの食材を、カラダの中でビタミンAに変わるβ－カロテンやビタミンCが豊富なニラなどの緑黄色野菜と一緒に調理するのがおすすめ。たとえば、レバニラ炒めなどは、ビタミンAの補給に最適なメニューのひとつですね。

また、ビタミンAの補給には、やはりニンジンがおすすめです。β－カロテンが豊富なので、付け合わせやサラダ、煮物などにして、積極的に食べましょう。

以前、ニンジンにはビタミンCを壊してしまうアスコルビナーゼという酵素が含まれているため生食には適さないといわれていましたが、それは間違いです。ビタミンCはアスコルビナーゼによって酸化しますが、それは体内で元に戻り、ちゃんとビタミンCとして働くことがわかっています。安心して召しあがってください。

鉄分が不足すると、くすみやシワが増えるワケ

見た目の印象を大きく左右する、肌年齢。年齢を重ねてもくすみやシワをできるだけ抑えて、肌年齢を若く保ちたいものです。

肌年齢と大きく関係している栄養素のひとつが、鉄です。鉄が不足すると貧血になるのは、みなさんご存じの通り。貧血がひどい人の肌が、青白く血の気がないのは、鉄不足が一因です。

血中の鉄は、体中の細胞に酸素を運ぶという大切な役割を果たしています。ですから、鉄が不足すると、肌の細胞へ十分酸素が行き渡らなくなり、肌がエネルギー不足を起こします。

すると、どうなるのか。

肌の新陳代謝が悪くなって肌の老化が進み、くすみやシワが少しずつ増えて、どんどん〝老け顔〟に近づいていってしまうのです！

鉄欠乏性貧血の方にお話を聞いてみると、そもそも普段の食事量が少ない人が多く、栄養が全体的に足りていない傾向があります。偏ったダイエットをしている人や、鉄を多く含んでいる肉類が嫌いな人も多いようです。

また、あまり知られていないことですが、日常的に激しい運動をする方にも、鉄不足が見受けられます。実は、激しい運動をすると、大量の汗と一緒に鉄などのミネラル類も失われてしまうのです。また、酸素の消費量も増えるため、自然と鉄の消費量も増えてしまいます。

鉄不足を防ぐには、よく「ホウレンソウを食べなさい」と言われたものですが、ホウレンソウに含まれている鉄は、単独ではカラダに吸収されにくいので、鉄を補うためには、あまり効果が期待できません。

鉄には、多くの動物性食品に含まれカラダに吸収されやすい「ヘム鉄」と、植物性食品に含まれカラダに吸収されにくい「非ヘム鉄」があり、ホウレンソウに含まれているのは非ヘム鉄です。さらにホウレンソウの場合、鉄の吸収を妨げるシュウ酸も含んでいます。

貝類や卵にも鉄は豊富です。動物性なのでヘム鉄と誤解される方も多いのですが、残念ながら、こちらも非ヘム鉄です。

鉄不足を防ぐためには、鶏や豚のレバーをはじめ、肉類、魚類（特に血合い部分）などを意識的に食事に取り入れることです。こちらはヘム鉄が豊富なので、効率的に鉄分をとることができます。

また、ビタミンCやクエン酸、肉や魚のたんぱく質は、非ヘム鉄の吸収をよくします。ですからホウレンソウを食べるときは、ソテーにはレモン汁を、おひたしにはポン酢しょうゆをかけるなどし、一緒に肉料理や魚料理を組み合わせることで、非ヘム鉄の吸収がよくなります。

あの食品の食べすぎが、大人ニキビの原因だった

ニキビといえば、青春の象徴のように思われがちですが、大人にも多い肌トラブルのひとつです。ニキビができると肌が荒れているように見えるので、若さの象徴どころか、老けて見えるだけです。

実は、若い人が思春期にできるニキビと大人ニキビでは、発生原因が違います。

若い人のニキビは、ホルモンバランスの乱れにより皮脂の分泌が盛んになることと、ビタミンA不足によって毛穴に皮脂が詰まることで起きます。ビタミンAが不足すると毛穴の角化異常が起き、皮脂の出口が狭くなるのです。ですから、さらに成長してホルモンバランスが安定すると、自然と治ってくることがほとんどです。

では、大人ニキビの原因はなんでしょうか。

原因はいくつかありますが、最大の原因は、ズバリ、食生活の乱れ。そう言われてみると、「あっ！　やっぱり！」と思い当たる人は多いのではないでしょうか。

食生活が乱れてビタミンAが不足すると、若い人と同じように毛穴の角化異常が起きて、毛穴に皮脂が詰まりやすくなり、ニキビができます。

鉄不足も大人ニキビと関係していて、特に口のまわりにニキビができやすくなります。

また、チョコレートやアイスクリーム、ケーキなどのスイーツを食べすぎると、糖質を分解するのにビタミンB群を使うので、肌に使われるはずだったビタミンB群が不足してしまいます。ビタミンB群が不足すると、皮脂の分解がスムーズにいかなくなって、ニキビを誘発します。

そして、実は、肉を食べすぎることも、ニキビにつながります。

健康な肌を保つために欠かせない動物性たんぱく質を補充するため、肉や魚を1日の中で各々50～100g程度食べることをおすすめしましたが、たんぱく質の分解にはビタミンB_6が、脂質の分解にはビタミンB_2が使われるため、肉を食べすぎると、肌のために使われるはずだったビタミンB群が不足しかねません。ですから、健康で美しい肌のためには、肉はあくまでも適量食べることが大切です。

ニキビの原因菌といわれるアクネ菌に効果があると宣伝されている化粧品を使ったり、抗生物質などの治療を行っても、それだけでは大人ニキビを根本的に解決することはできません。

それよりはビタミンB_2が豊富な牛乳、納豆、卵、そしてビタミンB_6が豊富なマグロ、サケ、イワシ、バナナ、サツマイモなどを食事に取り入れ、必要なビタミン類を補給し、カラダの中からニキビを予防することをおすすめします。

もちろん、食生活以外にも、睡眠不足やストレスなども大人ニキビの原因になります。早めに夕食をとって、しっかり寝て休息をとり、ストレスをためない生活を心がけましょう。

夏にスムージーを飲みすぎると、シミが増える！

野菜やフルーツをミキサーやブレンダーで丸ごと砕いて作るスムージーは、健康と美容によいものとして評判になりました。生の野菜やフルーツを一度にたくさんとれるし、特に作りたてはその栄養を余すところなくいただけるので、野菜不足解消のために活用するのは決して悪いことではありません。

ですが、家庭でスムージーやジュースを作るときには、材料と時間帯に注意しないと、なんとも悲惨な目に遭うことがあります。

実は、春先や夏などの紫外線が多い季節、ある食材で作ったものを飲んで外出して紫外線を浴びてしまうと、シミができやすくなってしまうのです。

その食材とは、パセリ、セロリ、キュウリ、柑橘類。まさに、スムージーやジュース作りでよく使う食材ばかりなので、スムージー愛用者の中には、ショックを受けている方も多いのではないでしょうか。

これらの食材には、ソラレンという成分が多く含まれています。ソラレンは光毒性といって、紫外線に敏感に反応し、何らかの悪影響をカラダに及ぼす性質を持っています。このため、ソラレンをたくさんとってから太陽光を浴びると、紫外線を吸収しやすくなり、シミや色素沈着などの肌トラブルを引き起こすことがあるのです。

ただし、パセリやセロリ、柑橘類には、肌によいビタミン類なども豊富に含まれているので、これらを一切使わない、もうスムージーは作らない、と考える必要はありません。要は、ソラレンの多い食材をとったすぐあとに、たっぷりの紫外線を浴びなければいいのです。

ですから、これらの食材を使ったスムージーを作るなら、外出する予定のない日や、朝ではなく夕方以降などがおすすめです。そうすれば、ソラレンのダメージを受けずに、ビタミン類の恩恵を受けることができるでしょう。

イカスミパスタが、夏の紫外線から肌を守る

肌の二大大敵といえる、紫外線と乾燥。そのうち紫外線は、春先から夏にもっとも増えます。

人が紫外線を浴びると体内で活性酸素が生まれ、さまざまな悪影響を肌に及ぼします。紫外線が皮膚の奥まで入り込んでしまうと、炎症や水ぶくれを起こすうえに、皮膚細胞にあるDNAを傷つけて、皮膚がんを作ることもあります。

だからこそ、私たちは紫外線を浴びすぎないように、日焼け止めを塗ったり、帽子や日傘を愛用したりするわけですが、そもそも私たちのカラダには、紫外線から皮膚を守るものが備わっています。それは、いったい何だと思いますか？

意外や意外、なんと、シミの原因としておなじみのメラニン色素です！

メラニン色素というと、肌にとっては〝悪いもの〟というイメージが強いでしょう。でも実は、紫外線を吸収して、肌への悪影響を抑え肌を守るという、とても重要な役割を果たしているのです。

そんなメラニン色素を含んでいる代表的な食材が、イカスミです。イカスミは見ての通り真っ黒ですが、あれはメラニン色素の色です。

さらにイカスミには、保湿成分であるグルタミン酸も含まれています。

表皮層の一番上にある0・02㎜ほどの薄い角質層にある細胞はケラチン繊維と線維間物質から成り立っていて、線維間物質には、肌の潤いを保持する天然保湿成分が含まれています。この天然保湿成分の多くをグルタミン酸などのアミノ酸が占めています。

ちなみに、メラニン色素が肌の細胞内に沈着してしまったものがシミです。しかし、健康な皮膚の場合、沈着したメラニン色素は肌の細胞が約28日周期で生まれ変わるターンオーバーによって排出され、日がたつにつれて肌の色はもとに戻ります。

肌の色が戻らずに完全なシミとして残ってしまうのは、ターンオーバーの働きが低下しているからです。

ターンオーバーを活発にして美しく健康な肌を保つためには、適量の炭水化物をきちんと食べてエネルギーを補給しましょう。

イカスミと炭水化物の身近なメニューといえば、やはりイカスミのパスタやリゾットでしょう。イカスミはペーストなどでも売っているので、これを使えば家庭でも手軽に作れます。

乾燥肌を予防する、緑黄色野菜と話題の油の組み合わせ

寒い季節になると、多くの人が悩まされる乾燥肌。冬になると皮脂の分泌が減るので、健康な肌の人でも乾燥肌になりがちですが、人によっては、春や夏でも、乾燥肌になることがあるようです。そういう人は、せっせとクリームを塗ったり、外側から保湿に精を出しても、なかなかよくならないことが多いでしょう。実はそこには、意外な原因が隠れている可能性があります。

それは、ビタミンAの不足。ビタミンAが不足すると、汗腺と脂腺の機能が低下して皮脂膜がうまく作られなくなります。また、肌の角化が不安定になり、角質の保湿機能が低下してしまうのです。

ですから、乾燥肌対策としては、カラダの中でビタミンAになるβ－カロテンが豊

富な緑黄色野菜をたっぷり食べることがとても大切です。

緑黄色野菜には、ビタミンC、ビタミンEなども豊富なものも多いので、肌によい栄養素が一度にいろいろとれます。しかも、ビタミンEは皮膚の血液循環をよくするので、寒さの皮膚に対する影響を防いでくれる働きもあるのです。

乾燥肌の予防のために緑黄色野菜を食べる際、ぜひ覚えておいていただきたいのが、亜麻仁《あまに》油やシソ油と一緒に食べることです。これには、大きくふたつの利点があります。

まず、ビタミンAとビタミンEは脂溶性ビタミンなので、油と一緒にいただくことで、これらのビタミンの吸収がよくなります。そして、これらの油に含まれている必須脂肪酸は、皮脂膜の生成に役立ちます。必須脂肪酸とは、カラダの中で合成することができないので、必ず食べ物からとる必要がある脂肪酸のことです。

つまり、緑黄色野菜に亜麻仁油やシソ油のいずれかをかけていただくのは、まさに美肌にぴったりのメニューといえるでしょう。

そうはいっても、亜麻仁油やシソ油も油に変わりはないので、とりすぎはいけません。1日大さじ1杯、多くても2杯までです。

インスタント食品ばかり食べていると、なぜ肌が荒れるのか

ひとり暮らしの人や仕事が忙しい人は、ついつい食生活が乱れて、インスタント食品に頼りがち。でも、連日のようにインスタント食品ばかり食べ続けていると、確実に肌は荒れていきます。肌が荒れると疲れて見えますし、年齢以上に老けて見えてしまいます。

インスタント食品を食べすぎると肌が荒れてくるというのは、みなさんなんとなく想像がつくと思いますが、どうしてそうなるのかちゃんとご存じの方は少ないのではないでしょうか。その理由は、主にふたつあります。

まず、カップラーメンなどばかり食べていると、当然、栄養不足になります。健康な肌に必要なビタミン類やたんぱく質などが不足して、肌が荒れるのです。

もうひとつが、リンのとりすぎで引き起こされる、カルシウム不足です。

リンは、カルシウムに次いで体内に多い物質です。骨や歯を形成するほか、肌の成分であるリン脂質を作るときにも必要な、大切なミネラルの一種です。肉、魚、乳製品などに多く含まれ、普通の食生活を送っていれば、不足することはまずありません。

問題は、過剰摂取です。リンをとりすぎると、カルシウムの吸収や排出に悪影響を与え、カルシウムが不足しがちになります。カルシウムは肌の角化に必要な酵素と協力して丈夫できめの細かい皮膚を作ります。ですから、カルシウムが不足すると肌荒れが起きてくるのです。

リンは肉、魚、乳製品以外にも幅広い食品に含まれているのですが、特に食品添加物として加工食品やインスタント食品に多く含まれています。

インスタント食品はたまに食べるぶんにはＯＫですが、毎日のように食べるのはおすすめできません。やはり、できるだけ自分で食材を調理して食べたほうが、栄養が偏らずにすみます。

夜遅い時間の食事が「肌荒れ」を起こす、ふたつの理由

最近、残業続きで忙しいなと思っていたら、すっかり肌が荒れていた……そんな経験は、誰にでもあるでしょう。

その大きな原因のひとつが、夜遅い時間の食事です。

食事では、何を食べるかだけではなく、いつ食べるかも、重要なポイントです。食べるタイミング次第では、同じものを食べても、その食品は栄養どころか〝毒〟になってしまう可能性があるからです。

人間のカラダには体内時計があり、この働きにより理想の食事時間があります。体内時計のリズムに合わない食事を長く続けると、体内時計が狂ってしまい、胃腸をはじめ、さまざまな内臓に負担がかかってくるのです。

その結果、胃腸の調子が悪くなれば、食べ物の栄養をしっかり吸収できなくなり、肌を健康に保つための栄養も当然不足しがちになります。胃腸の不具合が吹き出物となって肌にあらわれることもあります。

また、美肌と深く関係のある肝臓にも負担がかかり、体内の毒素が分解されなくなったり、栄養素が細胞に十分に行き渡らなくなったりします。

それだけではありません。遅い時間に食事をすると、食べてすぐ寝ることになるでしょう。これが肌のために、とてもよくないのです。

大きな問題はふたつあります。

ひとつは、消化吸収の問題です。本来、人は寝ている間、胃腸を休めるため、その動きが鈍くなるようにできています。ですから、食べてすぐに寝ると、食べ物は胃で十分に消化されないまま腸に届くことになります。すると、腸は栄養をしっかり吸収できなくなってしまいます。つまり、たんぱく質やビタミン類が豊富な食品を食べたとしても、寝る前に食べると栄養が吸収されにくいのです。

ふたつめは、成長ホルモンの問題です。「肌は夜作られる」といいますが、あれは本当です。肌細胞を作るために欠かせない成長ホルモンは、眠りについた約1時間後に、もっとも多く分泌されることがわかっています。

ただし、この成長ホルモンは、しっかり熟睡していないと出てきません。夜寝る前に食事をすると胃腸が完全に休めないため、質のよい眠りにはならず、成長ホルモンも出ない。その結果、肌が荒れていく……というわけです。

美肌を保つためには、起床後12時間以内、遅くとも14時間以内に夕食を終え、しっかり消化してから眠ることがとても大切です。就寝前の3時間はなるべく食べないようにすることが理想的です。

第2章

見た目が若い人は何を食べているのか

顔のたるみには、マッサージよりも「よく噛んで食べる」が効果大

年齢とともに気になってくる、顔のたるみ。

顔のたるみは、肌のコーラーゲン繊維を支えているエラスチンが傷ついたり少なくなったりすることが原因のひとつですが、実は、もうひとつ別の要因があります。

それが、口のまわりを中心とした顔の筋肉の衰え。筋肉が衰えれば、そのまわりの肉がたるんでくるのは、体中どこも一緒です。

そんな顔のたるみを改善するために、エステへ通ったり、ご自身で器具などを使ってマッサージをしている方も多いでしょう。

しかし、マッサージをすることで本当に顔のたるみは改善されるのでしょうか。

残念ながら、答えはＮＯ。

マッサージを過度に行うと、顔のたるみは改善されるどころか、余計にひどくなる恐れさえあるのです！

これは、私が知り合いの皮膚科の先生に教えてもらったことですが、顔の筋肉は非常に薄いので、過度な刺激は筋肉が伸びきってしまう恐れがあり、逆効果とのことでした。

顔の筋肉を保つためには、マッサージより、毎日しっかりよく噛んで食事をすることのほうが大切です。

筋肉を保つためには、普段から筋肉を鍛えることが大切ですから、1日3度の食事で実践しない手はありません。毎食、よく噛むことで筋肉を鍛えましょう。

おすすめの食材は、やはり噛みごたえのあるものです。

汁物や煮物などを作るとき、レンコン、ゴボウ、コンニャク、エリンギ、タコ、イカなどを少し大きめに切るのがポイント。糸寒天、切り干し大根、糸コンニャクなどの固めの食材を取り入れるのもおすすめです。

薄毛は、あの「おつまみ」の食べすぎが原因だった！

見た目が老ける要因はさまざまありますが、その中でも上位に挙がってしまうのが、薄毛。確かに、肌が少々疲れていても、そこそこ太っていても、髪の毛が豊かであれば、ある程度は若く見えるものです。

男性の場合、早い人では20代の終わり頃から薄毛が目立ちはじめるので、40歳をすぎた男性のたくさんの人が薄毛で悩んでいるようです。

薄毛というと、何か栄養が不足しているのかな、と考えがちですが、むしろ注意すべきは、ある栄養素のとりすぎです。

その栄養素とは、ビタミンA。

ビタミンAといえば、肌や粘膜を強くしたり、がんの予防効果があるなど、大切な栄養素のひとつ。でも、実はビタミンAをとりすぎると、脱毛の原因になってしまうのです。

食事摂取基準（2015年版）によると、ビタミンAの1日の上限量は、30～49歳の男女は2700㎍。推奨量は30～49歳の男性なら900㎍、女性なら700㎍です。ビタミンAが豊富な食材にレバーがありますが、鶏レバーの焼き鳥を1串食べると、ビタミンAはどれくらい含まれていると思いますか？

なんと、4200㎍も含まれているのです。つまり、ビタミンAの摂取量だけで考えると、1串食べただけで、すでに上限量を超えてしまいます。焼き鳥同様に、おつまみとして食べる機会の多いアン肝は、40gで3320㎍もあります。

こうしたメニューは、ときどき食べるぶんにはかまいません。ただ、仕事が終わって1杯やるとき、毎日のようにレバーの焼き鳥やアン肝などを食べ続けている人は、おつまみの食べ方を見直すべきでしょう。ビタミンAのとりすぎで、知らず知らずのうちに自分で薄毛を進めてしまっている可能性があります。

ここで忘れてはならないのが、サプリメントによる摂取です。ビタミンAをサプリメントでとっている人は、そのうえにレバーなどを食べると、たとえ少量であっても、摂取量をオーバーしてしまうことがあるからです。

マルチビタミンにもビタミンAが含まれているはずなので、愛用している方は要注意です。マルチビタミンにおけるビタミンAの含有量は商品によって異なるので、どのくらい含まれているか、確認しておいたほうがいいでしょう。

ちなみに、そもそもビタミンAのとりすぎは、薄毛だけではなく、頭痛や吐き気など、カラダにさまざまな問題を引き起こしかねません。いずれにせよ、長期間にわたりとりすぎないようにしましょう。

だからといって、ビタミンAを一切とらないようにすれば髪がフサフサになるかというと、そんなことは絶対にありません。

まず、ビタミンAが不足すると、頭皮が乾燥するので、頭髪のためによくありません。そもそもビタミンAは私たちのカラダに必ず必要な栄養素なので、1日の推奨量はしっかりとる必要があるということは、忘れないでください。

気になる目の下のクマも、日頃の食べ物で改善できる

老若男女にかかわらず、あるだけで顔の印象を老けさせてしまう、目の下のクマ。これは、肌の血行不良が主な原因です。目の下の部分は皮膚がとても薄いため、その下を流れる血液が滞っていると、美しい肌色ではなく、どす黒く見えてしまうのです。

こうした肌の血行不良は、寝不足やストレス、喫煙などによって毛細血管が収縮することが主な原因で起こります。

ですから、クマを作らないためには、規則正しい生活をして、夜はしっかり寝ることが大切ですし、目のまわりを温めたり、マッサージすることも効果が期待できます。

でもやはり、肌のことはカラダの中からしっかり改善していくほうが、根本的な解決につながります。

そこで、血流をよくしてくれる、実に頼もしいビタミンをお教えしましょう。それは、ビタミンC、ビタミンE、ビタミンPです。

美肌に欠かせない栄養素としておなじみのビタミンCには、クマを改善する力まであるのです。柑橘類のほか、ブロッコリーや菜の花、赤ピーマンなどにも豊富です。

ビタミンEは、毛細血管の血行をよくする働きがあり、高い抗酸化作用も発揮してくれます。また、副腎などの内分泌系の働きが悪くなると、皮膚の血流も悪くなるのですが、ビタミンEはこうした内分泌系の働きにも深く関わっています。カボチャ、アボカド、ホウレンソウ、ブロッコリー、キウイ、アーモンドなどに豊富です。

ビタミンPは、毛細血管を丈夫にする働きがあります。そのうえ、ビタミンCの吸収を助けるとともに、ビタミンCが酸化するのを防いでくれる、ありがたい物質でもあります。レモン、オレンジ、ブドウといったフルーツのほか、ブロッコリーやそば、そば湯などに含まれています。

ビタミンC、ビタミンE、ビタミンPを一緒にとると、相乗効果で互いの力を十二分に発揮するので、上手に組み合わせて食事に取り入れるようにしましょう。

見た目も血管も老けていく、「粗食」の思わぬ落とし穴

昔から「粗食の人は長生きする」と言われており、これまで粗食をすすめる本も数々出版されてきました。

粗食に厳密な定義はありませんが、ブームとなった粗食は、未精製の穀物とみそ汁と野菜類、豆類、海藻類、魚介類で構成された和食のようです。

この粗食の意味がひとり歩きをして、ごはんとみそ汁、漬物などの食事で、肉も魚も大豆製品もとらない粗末な食事を粗食と勘違いして実践している方がいらっしゃるようです。

粗食を続けていれば、いつまでも血液がサラサラしていて、血管も健やかで、脳梗塞にもなりにくい……。そうお考えの方に、ちょっと耳を傾けていただきたい情報が

あります。

ごはんとみそ汁、漬物で構成される食事の特徴をひと言で言えば、たんぱく質や脂質の少ない食事、つまり「低栄養」の食事です。塩分摂取量が高い食事ともいえるでしょう。

たんぱく質はカラダを構成する基本成分になるため、不足すると貧血、免疫力の低下、スタミナ不足が起き、そして何よりも筋肉量が減っていきます。

脂質は諸悪の根源かのように嫌われる存在ですが、体内で重要な働きをしています。まず、皮下脂肪や内臓脂肪として蓄えられ、必要に応じてエネルギーとして使われています。たとえば、寝ている間や有酸素運動時などグリコーゲンが枯渇してくると利用されます。また、細胞膜やホルモンの材料でもあります。脂溶性のビタミン類の消化、吸収、運搬などの働きもします。

先ほどのような、たんぱく質や脂質が少なく、塩分の多いみそ汁、漬物で構成される食事を続けると、高血圧や血管、細胞膜が弱くなって脳卒中になりかねず、筋肉量が減ることで見た目もやつれ、実年齢より老けて見える可能性が高まります。

何を食べたか、何を飲んだか、いつ歯磨きするかで、歯が黄ばむ!?

白い歯、ピンク色の健康的な歯茎は、清潔感があり第一印象に大きなプラス効果をもたらします。肌の健康と同様に歯の健康は、アンチエイジングにははずせません。

ある海外での調査によると「白い歯の人は、見た目の印象が5歳も若く見られる」とのこと。テレビで見る女子アナウンサーや女優さんが、実年齢より若々しく魅力的に見えるのは、素敵な笑顔の口元から見える白い歯の効果も大きいのではないかと思います。

みなさんの中にもあこがれの白い歯を手に入れるために、日頃から家庭や職場で、食後すぐにホワイトニング用歯磨き剤を使って丁寧に歯磨きをされている方も多いのではないでしょうか。

しかし、この歯磨き――恐るべきことに、歯磨き前に何を食べたか、何を飲んだか、そしていつ磨くか、そのタイミングしだいでは、ホワイトニングどころか、黄ばみに拍車をかけることになってしまうのです。

「酸蝕歯《さんしょくし》」をご存じでしょうか？

酸が多く含まれる飲食物、つまり酸性度の高い飲食物が日常的に歯にふれることで、歯の表面のエナメル質がやわらかくなり、歯が侵蝕されてしまう状態をいいます。この酸蝕歯は、いまや歯の生活習慣病ともいわれているのです。

実は、歯が黄ばんで見えるのは、歯が侵蝕されてしまう過程で起きるものです。日常的に酸性度の高い飲食物を口にしていて、その影響で歯の表面のエナメル質がやわらかくなっているときに歯磨きをすると、エナメル質が削れて象牙質が露出してしまうのです。象牙質は黄色のため、エナメル質が削れて薄くなると、透けて歯が黄色く見えます。

また、さらにそれが進行すると知覚過敏となり、最悪は歯の神経を抜く事態にもなります。

エナメル質をやわらかくする酸性度の高い飲食物には、どんなものがあるのでしょうか。

炭酸飲料、果汁飲料、発酵乳、乳酸菌飲料、スポーツ飲料、健康飲料、アルコール飲料、柑橘類、梅干し、酢、しょうゆ、ポン酢しょうゆ、ドレッシングなどが挙げられます。

では、これらの食品の酸からエナメル質を守る対策はあるのでしょうか。

実は、簡単に守ることができます。

唾液の力を借りればいいのです。唾液をたくさん分泌させて、そのあとに歯を磨けばいいのです。

唾液には飲食による歯の酸性状態を中和し、歯のエナメル質を元通りにしてくれる力があります。

ですから食事中は、ゆっくりよく噛んで唾液をたっぷり出すこと。これで口の中の酸性度を弱めることができます。

そして食後はすぐに歯磨きせずに、まず少し水を飲んで口の中に残っている食べカスなどを洗い流し、口の中を唾液で満たす環境を作るのです。こうすることで中和力が一層高まります。個人差はありますが、食事をしてから中和状態になるまで30分くらいかかるといわれています。

食後に口をすすいだあとは口の中に何も入れないで、自然に出てくる唾液の中和力に期待しましょう。

唾液で中和したあとにホワイトニング効果のある歯磨き剤を使って歯磨きを行えば、効果は絶大です。

また、ガムを噛むことでも唾液の分泌が活発になります。時間がない場合は、ガムを噛んで唾液をいっぱい分泌させてから歯磨きを行いましょう。

笑顔からこぼれ出る白い歯は、これからの人生にプラス効果をもたらすでしょう。唾液の力に感謝です。

加齢臭は、ビタミン・エースとファイトケミカルで予防する！

人は頭髪や顔、体型だけでなく、思わぬところで老けた印象を与えてしまいます。たとえば、におい。どんなに見た目が若々しくても、いわゆる加齢臭が漂っていたら、ちょっと残念な感じになってしまいます。加齢臭は、ノネナールという物質のにおいで、40歳をすぎた頃から、男女ともに増えてくるといわれています。

加齢臭は、古本のような、ロウソクのような、脂臭いようなにおいで、決していい香りとはいえません。どうして年をとると、私たちのカラダからこうしたにおいが出てきてしまうのでしょうか。

ノネナールは、加齢によって増加してくる脂肪酸（脂質を構成する成分の一種）が、過酸化脂質や皮膚の常在菌によって酸化・分解されることで発生します。

過酸化脂質とは、コレステロールや中性脂肪といった脂質が、活性酸素によって酸化したものです。活性酸素は、呼吸から取り込んだ酸素や紫外線、ストレスの影響によってでき、カラダの細胞を酸化させ（サビさせ）、老化させてしまうやっかいなものですが、これがノネナールの発生にも関係しているわけです。

この活性酸素の働きを抑える力が、抗酸化力です。誰しも若いうちは抗酸化力が高いのですが、年齢とともに知らず知らずのうちに落ちてきます。ですから、加齢臭を抑えるためには、抗酸化力を高める食品を積極的に食べる必要があるのです。

抗酸化力を高める栄養素は、抗酸化ビタミンであるビタミンA、ビタミンC、ビタミンEがあります。3つ合わせて、〝ビタミン・エース〟と呼ばれることもあります。ほかに野菜の色や香り、苦みなどを構成する成分のファイトケミカルも、抗酸化力を高めます。これらが豊富に含まれている食材は、ニンジン、ブロッコリー、ピーマン、トマトなどの緑黄色野菜です。

抗酸化ビタミン、ファイトケミカルを積極的に食事に取り入れて抗酸化力を高めることで、加齢臭の発生を抑えましょう。

加齢臭や体臭が気になりだしたら、肉の量を控える

食生活が乱れて腸内環境が悪くなると、加齢臭など、体臭にも悪影響を及ぼします。おなかの調子が悪くなると、どうしてもおならや便が臭くなるでしょう。それは、腸の中で悪玉菌が増え、アンモニアなどの悪臭を出す腐敗産物を作り出しているからです。

「おなかの中だけなら、人前でにおうわけじゃないし…」というふうに考える方もいらっしゃるでしょう。実は、悪臭を放つ腐敗産物は、血液を介して息や汗などから出て口臭や体臭の原因となっているのです。腸の中が臭くなると、カラダ全体に影響を及ぼし、結果的に加齢臭を含め、体臭がきつくなってしまいます。

では、体臭を抑えるためには、どんな食べ物に注意すればよいのでしょうか。

実は、私たちが日頃からよく食べているものの中に、腸内環境を乱しがちな食材があります。

それは、肉。肉をたくさん食べたあとは、おならや便が臭くなったという経験は、誰しもあると思います。

肉に含まれるたんぱく質が分解されると、アンモニアが生成されます。肉を食べれば食べるほど、それだけアンモニアの生成量が増えるのです。

しかも肉は、脂質も多く含んでいます。脂質は、腸内で酸化して過酸化脂質となり、皮脂腺から悪臭を放ちます。脂質は、加齢臭のもととなるノネナールの発生にも関係しているので、注意が必要です。

肉が大好きで、肉を食べる量が多い人は、若いうちはそれほどでもなかったとしても、もしかすると体臭が強くなっているかもしれません。

私は、肉の1日当たりの適量は、50～100gと考えています。

たんぱく質は、肉だけではなく、魚や卵、大豆・大豆製品などからもバランスよくとったほうがいいので、これくらいをおすすめしています。ステーキなどは1食で2

００gくらい平気で食べてしまう人も多いと思うので、それから考えると、１日当たりの肉の適量は思ったより少ないのです。

さらに、腸内環境を整えるために、善玉菌を増やす食事を心がけるとよいでしょう。善玉菌といえば、やはりヨーグルトや納豆がおすすめです。

ある程度の年齢になったら、体臭を抑えるためにも肉は適量にし、抗酸化力の高い野菜や、善玉菌を増やしてくれる発酵食品などをよく食べるようにしましょう。

体型が崩れてきたかも…という人が、意識的にとりたい食べ物がある！

若い頃はどんなに食べてもそれほど太らなかったという人も、35歳をすぎた頃からは、「あれ？　おかしいな？　最近どうも太ってきたかも……」と感じたことがあるでしょう。

それは、基礎代謝が落ちてくるから。

みなさんご存じだと思いますが、基礎代謝とは、私たちが何もせずにじっとしているだけでも、生きていくうえで最低限必要なエネルギー量のことです。理屈としては、基礎代謝に必要なカロリー分だけを食べていれば、何もしていなくてもその分はすべて消費され、太ることはありません。

でも、年をとると、基礎代謝が落ちてきます。だから、若い頃と同じカロリー分を食べていても、太りやすくなってくるのです。

基礎代謝以上のカロリー分を食べても、それ以上に運動などでエネルギーをどんどん消費すれば、太ってくることはありません。でも、そうでない限り、余分なカロリーは脂肪となってカラダに蓄積されていきます。

つまり、私たちのカラダは、ある程度の年齢になったら、できるだけエネルギー代謝が進む食べ方をしないと、どんどん体型が崩れていく運命にあるのです。

そこで、エネルギー代謝が進む食べ方のポイントをご紹介しましょう。

それは、たんぱく質に注目すること。たんぱく質が豊富な食べ物といえば、牛乳、卵、肉、魚、大豆・大豆製品。毎日の食事でこれらをしっかりとることが、基本中の基本なのです。

たんぱく質をあまり食べないと、どうしてもそのぶん炭水化物と脂肪ばかり食べることになり、結果的にカロリーオーバーになりがちです。

また、エネルギー代謝には、必ずビタミンB群が必要です。ビタミンB群が不足していると、代謝が進まなくなり、糖質、脂質、たんぱく質が、カラダの中に脂肪として蓄えられていくことになります。
そんな大切なビタミンB群が豊富なのも、牛乳、卵、肉、魚、大豆・大豆製品。つまり、たんぱく質が豊富な食品なのです。

たんぱく質をあまり食べない食生活は、肥満のもとです。

たとえば、毎日のようにラーメンや菓子パンばかり食べている人で、食事量が少ないのになかなかやせないと嘆いている人が見受けられます。ラーメンや菓子パンは糖質と脂質が多いうえにビタミン類が不足しているので、エネルギー代謝が進むはずがありません。

体型を維持するためには、毎日、牛乳200㎖、卵1コ、肉50〜100g程度、魚70g程度、大豆・大豆製品を豆腐なら100g、納豆なら40〜50gを目安に食べて、たんぱく質をしっかり食事に取り入れるようにしましょう。

理想の体型を維持するには、1日2リットルの水が必要だった

改めて言うまでもなく、代謝が悪いと太りやすくなりますし、健康な肌や骨、筋肉などが作られにくくなってしまいます。ですから、私たちのカラダを若々しく保つためには、代謝を活発にする栄養素を過不足なく取り入れた食生活を心がけなくてはいけません。

先に述べた通り、エネルギー代謝に必要な栄養素としてはずせないのは、ビタミンB群です。

糖質の代謝にはビタミンB_1が、脂質の代謝にはビタミンB_2が、たんぱく質の代謝にはビタミンB_6が深く関わっていて、これらのビタミンが不足しているとエネルギー代謝がうまくいかず、食べた物が脂肪と化してカラダに蓄積されてしまいます。

そして、ビタミンB群以外にも、エネルギー代謝に必ず必要なものがあります。それが、水です。

エネルギー代謝をはじめ、体内で行われているさまざまな化学反応は、体液という水の中で行われているのです。

たとえば、糖質、脂質、たんぱく質などの栄養素は、まず胃や腸から分泌される消化液の成分である水に溶けます。そして、消化酵素の働きを受けると、水と反応して分解され、エネルギー代謝へと進んでいくのです。

「水を飲むと太るので、できるだけ飲まないようにしています」という方がときどきいらっしゃいます。「水太り」という言葉も、耳にすることがあります。

実際には、水を飲んでも、一時的にむくむということがあっても、太るということは絶対にありません。

ですから、活発な代謝を促すためにも、十分な水を1日かけて飲むようにしましょう。水でなくても、お茶でもかまいません。体重1kg当たり30〜50mℓが目安なので、体重50kgの人なら、1日約2ℓとなります。

水は、血液やリンパ液などの体液成分でもあり、体液はビタミンB群などの栄養素の輸送も行っています。

また、水分が足りないと、便秘になりがちです。そうしたデトックスの観点からも、毎日十分な水分をとるように心がけるべきです。

ただし、飲めば飲むほどカラダにいいわけではありません。水の飲みすぎは腎臓に負担がかかります。

マラソンなど、特別激しい運動をしたときや、大量に汗をかいたときは別ですが、くれぐれも飲みすぎないようにしてください。

コラーゲンを食べても、皮膚に弾力はつかずに、脂肪に弾力が…

コラーゲンを食べることで皮膚に弾力がつくと信じて疑わず、毎食のようにコラーゲンが豊富な食材ばかりを選んで食べているという人がいらっしゃいます。

コラーゲンが豊富な食材を見直してみましょう。鶏手羽、豚足、砂肝、牛スジ……。これらの食材を見て、何かお気づきではないでしょうか。みんな、お酒のつまみにぴったり？　確かにそれもあります。

しかし、ここで問題になるのは、脂質やコレステロールが多く、カロリーが高い食材ばかりだということです。

こうした食材を毎日せっせと食べていると、確実に太ります。つまり、皮膚に弾力がつくどころか、脂肪に弾力がつくだけなのです。

しかも、コレステロールや飽和脂肪酸のとりすぎにつながるので、ＬＤＬコレステロールなどの数値も上がってしまいます。結果的に、動脈硬化や心臓病を引き起こす原因にもなりかねません。

第1章でもふれましたが、そもそも食べ物としてカラダの中に入ったコラーゲンはそのまま肌に届くわけではなく、一度アミノ酸に分解されてしまいます。アミノ酸はコラーゲンの原料ですから、一部はコラーゲンとして再生されますが、その量はみなさんが期待されているほどではありません。つまり、いくらコラーゲンが豊富な食材を積極的に食べたところで、肌には特に変化はなく、それどころか、知らず知らずのうちに太って体型が崩れていくだけ。いいことなど何もないのです。

特に、鶏手羽、砂肝、牛スジなどは、スーパーやコンビニなどでも売っていますし、居酒屋などでも定番のメニューですね。濃い目の味つけが多いので、困ったことにお酒もすすんでしまうでしょう。その点からも、カロリー過多になる可能性があります。「コラーゲンのため」と信じて、ビール片手にこうした食材をせっせと食べていた方は、今日を限りにやめることをおすすめします。

信じていた人は要注意。「ヒアルロン酸で若返る」は幻想だった！

ヒアルロン酸といえば、コラーゲンと並んで、美容に欠かせない成分としてあまりにも有名です。肌のみずみずしさを保つ効果がある、関節痛の緩和作用があるというイメージをお持ちの方も多いでしょう。

確かにヒアルロン酸は、カラダの中の水分維持に関係しています。肌のヒアルロン酸が不足すれば乾燥肌になったり、関節のヒアルロン酸が不足すれば関節痛が起きたりすることがあります。

そんなヒアルロン酸の働きを期待して、普段の食事でヒアルロン酸を補給して肌の若返りをはかろうと、ヒアルロン酸が含まれている鶏皮、鶏手羽、軟骨、豚足、豚耳などを一生懸命食事に取り入れている、という方もいらっしゃるかもしれません。ヒアルロン酸の多い食材を鍋に入れて、一度にたくさん食べている方もいるでしょう。

でも、結論から言うと、ヒアルロン酸鍋をはじめヒアルロン酸を多く含む食材を一度に食事から補給しても、即日に肌がぷるぷるになることは、まずありません。なぜなら、コラーゲン同様、ヒアルロン酸も口からとってもカラダの中で一度分解されてしまうため、食べた分がそのまま肌や関節に運ばれるわけではないからです。

それよりも、ヒアルロン酸で注意したほうがいいのは、たくさん食べると太ってしまうということ！　ヒアルロン酸を含む食品は脂質も多く、意外にカロリーが高いものが多いのです。

実は、ヒアルロン酸はムコ多糖類という糖質の一種。つまり、ヒアルロン酸をたくさん食べると、糖質をたくさんとることになってしまいます。

糖質を必要以上に食べれば、当然、肥満の原因になったり、肌荒れにつながるなど、さまざまな問題が起きてきます。若返りをはかって鶏手羽を必死に食べていたのに、太ってしまうなんて悲しすぎます。ヒアルロン酸補給のためにと、鶏皮、鶏手羽、軟骨、豚足、豚耳などをたくさん食べていた方は、すぐにやめましょう。

フルーツは食べ方を間違えると、かえって老ける

フルーツといえば、一般にカラダにいい食材の代名詞のようにいわれています。若々しさを保とうと意識的にフルーツをたくさん食べている人や、ダイエットを兼ねて、朝食や昼食の代わりにリンゴを丸ごと1コ食べている人は、実際、ときどきいらっしゃいます。

確かに、フルーツにはビタミンCやカリウムなどが豊富なので、毎日食べるのはよいことです。しかし、そんなフルーツでも、食べ方を間違えると、むしろカラダを老けさせる原因になってしまうので、注意が必要です。

フルーツがカラダを老けさせる原因になるのは、糖類を多く含んでいるからです。糖類が多いということは、摂取量に気をつけないと、当然太りやすくなります。

フルーツには主に、ブドウ糖、果糖、ショ糖（ブドウ糖と果糖が結合したもの）という、3種類の糖類が含まれていて、特に果糖はカラダの中で中性脂肪に変わりやすい性質があります。

では、どうすればフルーツを食べても太らずに、栄養成分を効果的に体内で利用できるのでしょうか。

ここで、大事な注意点をふたつ挙げておきましょう。

まずは食べる量です。フルーツの適量は、1日200g程度です。たとえばリンゴなら、半分で150g程度ありますから、1日1コだとすでに食べすぎです。

次に、時間です。フルーツはできるだけ朝か昼に食べ、夜は避けたほうがよい食材なのです。なぜなら、夜は活動量が減っているうえ、脂肪をためやすくする遺伝子も活発化しています。そのため食べたものがエネルギーとして消費されにくくなっています。ですから、果糖が多いフルーツを夜食べると、脂肪になってしまう確率がアップするのです。

また、ひとつのフルーツを食事代わりにしてたくさん食べるのも、禁物です。たとえば、何年か前に、リンゴダイエットやバナナダイエットなど、ひとつのフルーツばかりを食べ続けるダイエット法が流行りました。でも、リンゴやバナナは糖類の多いフルーツですから、そればかり食べていたら栄養バランスが偏り、健康的なダイエットになるはずがないのです。

ちなみに、糖類が多いフルーツといえば、桃、バナナ、マンゴー、パイナップル、メロンなどがあります。見てわかる通り、基本的に甘いフルーツは糖類が多い傾向にあります。こうしたフルーツは、食べすぎればどうしても太りやすくなります。

反対に、糖類が少ないフルーツには、ビワ、キンカン、イチゴ、ライチなどがあります。これらは、前者に比べれば、太りにくいフルーツといえます。

ただし、糖類が少ないフルーツでも、たくさん食べれば同じことです。くれぐれも食べすぎにはご注意を！

間食のナッツやドライフルーツで、体型が崩れることも

少し前に、「間食にはナッツ類がおすすめ」というダイエット法が流行しました。モデルのような体型を維持している若々しく美しい女性たちも実践していると、大評判だったと思います。

確かに、ナッツ類はビタミン類も多く、そういう意味では優れた食品といえるでしょう。でも、「おなかがすいたー！」と思って、ナッツを食べるとき、あなたは何粒くらいで手を止めることができますか？

2～3粒でストップできるなら、ナッツを食べるのも悪くはないでしょう。しかし、ナッツはおいしいので、食べはじめると、ついけっこうな量を食べてしまうものです。

ナッツは脂肪が多く、カロリーの高い食品です。たくさん食べると、スリムでいら

れるどころか、当然カラダに脂肪がつきやすくなります。

そのうえ、ナッツ類は、リノール酸が豊富です。リノール酸は、とりすぎるとアレルギー症状を増進させます。また体内でアラキドン酸に変わり、過剰状態になると動脈硬化や高血圧などを引き起こします。

ナッツの中でもクルミは必須脂肪酸のα-リノレン酸が多く含まれていますが、そうはいってもほかの脂肪酸も多く、カロリーが高い食品であることに変わりはありません。

さらに、ナッツにはドライフルーツがよく合います。交互に食べたりすると、いつまでも食べられてしまいます。しかし、ドライフルーツもカロリーが高いのです。

それに、市販のドライフルーツは、もともとのフルーツに含まれていたビタミン類が激減しています。人工的にビタミン類が添加されているケースもありますが、いずれにせよ、普通にフルーツを食べたときのような栄養は、もはや期待できません。

「ナッツやドライフルーツなら、間食してもOK」と単純に考えるのだけは、やめておきましょう。

「お酢を飲むとやせる」はウソ。飲みすぎはかえって太る結果に

「お酢はカラダにいい」というのは、昔からよく言われてきたことです。「飲むお酢」がいろいろ市販されていますし、美容と健康のためを考えて、すすんで飲んでいるという方もいらっしゃるでしょう。

そんな方の中には、「お酢を飲むとやせる」と思っている人が多いようです。

しかし、お酢を飲んだだけでやせるということはありません。それどころか、お酢を飲みすぎると体脂肪が増えてしまう可能性があるのです！

「お酢を飲むとやせる」という説が世の中に広がったとき、こんなふうに説明されることが多かったと思います。

「酢はカラダの中でクエン酸になり、クエン酸回路を活発にして、エネルギーの代謝

をよくする効果がある」

クエン酸回路というのは、ごく簡単に言うと、私たちのカラダの中でエネルギーを作り出している回路のことです。これが順調に働いているおかげで、私たちはカラダの中に取り入れたさまざまなものを、生きるためのエネルギーに変換できます。

この回路の名前に「クエン酸」とついていたところから誤解が生まれたのでしょうか。クエン酸をたくさんとると、クエン酸回路がより活発に回り出す、という説がどこからともなく叫ばれるようになったのです。

実際には、お酢をたくさん飲んだところで、期待されているほどクエン酸回路がよくなることは、まずありません。それどころか、栄養状態がよいときにクエン酸が過剰にあると、クエン酸はカラダの中で脂肪酸に変わり、中性脂肪の合成が促進されます。つまり、最初に述べた通り、体脂肪が増えてしまう可能性があるのです。

私は、お酢をわざわざ飲む必要はないと考えています。それよりは、酢の物などの料理や、酸味のある柑橘類などを食事に取り入れたほうが、健康維持のためにおすすめです。

ウォーキングのあとに、スポーツドリンクを飲んではいけない

美容と健康のためにウォーキングがよいことは、さまざまな論文等々で、科学的に立証されています。

ですが、「ダイエットのためにウォーキングに励んでいるのに、一向にやせない」「中性脂肪を下げようと毎日運動をしているのに、あまり効果が出ない」という人がいらっしゃいます。

そうした方に話を聞いてみると、意外なところに落とし穴があることがわかってきました。

スポーツドリンクをたくさん飲んでいる人が多かったのです。

種類にもよりますが、スポーツドリンクには、カロリーが高いものもあります。中

には500㎖のペットボトル1本で、120㎉程度あるものも。

これでは、せっかくウォーキングでエネルギーを消費しても、スポーツドリンクを飲むことで元の木阿弥です。それどころか、歩いて消費したエネルギー量よりも、スポーツドリンクでとったエネルギー量のほうが上回り、おなかまわりに脂肪がついていく可能性もあります。

激しいスポーツなら話は別ですが、20～30分のウォーキングだったら、スポーツドリンクではなく、水を飲むことをおすすめします。そうすれば、ウォーキングを続けているうちに、きっと効果があらわれてくるでしょう。

中にはスポーツドリンクは栄養が豊富で、飲んでいるだけでカラダにいいと思って水代わりに飲んでいる方もいらっしゃいます。そういう方は、常にスポーツドリンクを持ち歩き、小まめに飲み続けているようです。

そのためエネルギー過剰になっている方も見受けられます。小まめにとる水分は、やはり水かお茶が一番です。

甘いお菓子を食べたい、だけど太りたくない…そんな人は食後に食べる

ケーキにアイスクリーム、どら焼き、大福……。甘いお菓子は、本当に魅力的です。でも、たまに食べるぶんには問題ないとはいえ、甘いものが太りやすいというのは、まぎれもない事実です。

甘いものが太りやすい理由のひとつに、血糖値の問題があります。血糖値が急上昇して高血糖が続くと、私たちのカラダにさまざまな悪影響を及ぼします。太るというのも、そのひとつです。

ところが、甘いお菓子でも、食べ方をちょっと工夫するだけで、血糖値を上がりにくくすることができるのです。

結論から言うと、甘いものは空腹時に食べず、食後に食べることです。

甘いものといえば、デザートとして食後に食べることが多いわけですが、これは血糖値の急上昇を防ぐという観点からも、理にかなった食べ方です。

糖尿病を気にされている方はよくご存じだと思いますが、ここで血糖値とインスリンの関係について、少し説明しておきましょう。

私たちが食事をすると、食べ物から得た糖質によって、血液中のブドウ糖、つまり血糖値が上がっていきます。その上がった血糖値を下げるために膵臓《すいぞう》から分泌されるホルモンが、インスリンです。

インスリンは、常にちょっとずつ分泌されていますが、食事をして血糖値が上がると、そのたびに追加で分泌されます。

このインスリンの分泌量をコントロールすることが、若々しい体型を保つうえでも非常に大切なのです。

インスリンは、まず上がりすぎた血糖値を下げるために分泌され、さらには、余ったブドウ糖をグリコーゲンに変えたり、中性脂肪に変える働きもしています。こうしてできた中性脂肪がカラダに蓄えられると、私たちは太っていくわけです。

つまり、血糖値が急激に上がると、これはまずいとばかりにインスリンが大量に分泌され、そしてインスリンが大量に出てしまったことで、カラダの中で脂肪が増えることになるのです。

おなかがぺこぺこというときに、いきなりケーキや大福などを食べると、血糖値が急上昇して、インスリンがいっぱい出てしまいます。

でも食事の直後なら、ケーキや大福の消化吸収が単独で食べるときに比べて抑えられるために、血糖値は急激に上昇しなくてすみます。

そうはいっても、このときとばかりに大量に食べるのはNGです。先に食事でとった糖質・脂質に、ケーキや大福でとった糖質・脂質が上乗せされてしまい、総摂取量が増えるのは事実です。

食べるタイミングと摂取量に気をつけたうえで、たまにはそのおいしさを味わってください。

顔や足がむくみがちな人は、塩分のとりすぎが原因かも

肥満とは違い、本当に太っているわけではないけれど、顔や足などがぷっくりしてしまうむくみ。顔がむくんでいるとハツラツとして見えませんし、女性の場合、スカートからのぞく足がむくんでいると、本来の姿より太って見えがちです。

むくみとは、顔や足などカラダの水分が異常にたまっている状態です。そのため、むくみというと、「前の晩に水分をとりすぎたかな」と考える人が多く、また、むくみを嫌って日頃から水分を控えている人までいらっしゃいます。

でも、いくら水分を控えても、むくみを防げないことがあります。むくみの原因には、飲料水での水分量より、食事からとっている栄養素が大きく関係しているケースがあるからです。

原因のひとつは、塩分のとりすぎです。しょっぱいものをたくさん食べてしまうと、結果的にむくみが出ることがあるのです。

いったい、なぜでしょう。

それは、カリウム不足によるものです。

カリウム不足になるとカラダは塩分を排出することができずに、塩分濃度が高くなった血液を薄めようと、水分をため込んでしまうのです。

私たちのカラダは、ナトリウムとカリウムのバランスによって、細胞の水分量が保たれています。

ナトリウム＝塩分が必要以上に多くカリウムが少ない場合は、細胞の水分が本来あるべきところから外側ににじみ出てしまい、これがむくみとなります。

塩分の1日の適量は、日本人の食事摂取基準（2015年版）によると、男性は8g未満、女性は7g未満です。おにぎり2コ、チャーハンやカレーライスは1食分で塩分は約3gくらい。ラーメンや焼きそば、日本そばなどは1食分で約4～5gくらい含まれているので、あっという間に基準量になってしまいます。

みそ汁は1杯1・2gくらいなので、ほかのおかずに含まれている塩分を考えると、1日に3杯飲むと、塩分のとりすぎにつながります。

むくみやすい人は、知らず知らずのうちに塩分をとりすぎている可能性があるかもしれません。いま一度、食生活を見直してみてください。

なお、先ほど述べた通り、ナトリウムとカリウムのバランスが大切なので、カリウムが不足していれば、やはりむくみは起きてしまいます。

カリウムが豊富な食材には、牛乳、マグロ、サワラ、納豆、枝豆、キュウリ、長イモ、サツマイモ、ジャガイモ、切り干し大根、アボカド、バナナ、リンゴなどがあります。

第3章

カラダがサビない人は何を食べているのか

鉄をとりすぎると、カラダの細胞がサビてしまう

カラダの細胞を酸化（サビ）させ、その正常な働きを失わせる活性酸素。この活性酸素こそ、私たちの老化の最大の原因のひとつです。

活性酸素は、呼吸から取り込んだ酸素によって、もしくは紫外線やストレスの影響によってできます。活性酸素は細菌を殺す大事な働きをしてくれることもあるのですが、増えすぎるとカラダの細胞を攻撃し、老化を早めます。

その仕組みを簡単に説明しておきましょう。

活性酸素は不安定な分子構造（電子がひとつ欠損している）をしているので、これを安定させようと、ほかの細胞から電子を奪ってしまいます。そして、電子を奪われたほうの細胞は、傷ついたり、死んだりしてしまうのです。

体内では、活性酸素が生まれると、これを撃退する力を持った抗酸化物質が働いて、カラダの酸化を抑えるという仕組みになっています。しかし、そのバランスが崩れて活性酸素が増えると、酸化が進んで、カラダの細胞を酸化（サビ）させます。それが、老化や病気の発症の原因になると考えられています。

サビないカラダを保つためには、日頃から、抗酸化力の強い食品を多めにとり、活性酸素を増やしてしまう食品を控えめにすることが大切です。

そのためには、どんな栄養素・食品が抗酸化力が高く、どんな物質・食品が活性酸素を増やしてしまうか知っておく必要があります。本書でいろいろ紹介しているので、ぜひ参考にしてください。

実際のところ、意外なものに抗酸化力があったり、活性酸素を増やす力があったりするので、勝手なイメージで決めつけるのは危険です。

たとえば、鉄です。

鉄は体中に酸素を運ぶ役割を果たしている重要な栄養素です。不足している人が多いため、よく意識してとるようにいわれています。

でも、鉄はとればとるほどカラダにいいわけではありません。

食事摂取基準（2015年版）によると、鉄の推奨量は、30〜49歳の女性なら1日10・5mg、男性なら7・5mg。上限量は、女性が40mg、男性が50mgです。

食品の鉄の含有量は、鶏レバーは50gで4・5mg、牛ヒレ肉は80gで1・8mg、アサリの水煮缶は25gで9・45mgが目安です。

普通に食事をしているぶんには問題ないのですが、鉄やマルチミネラルなどのサプリメントをとっている人は要注意です。サプリメントで鉄をとっているうえに、鉄の多い食事をすると、完全に適正量をオーバーしてしまいます。

鉄の過剰症になると、発がん性物質の活性酸素を生成するという報告もあります。また、体内にある鉄などのミネラルが紫外線に反応し、活性酸素を発生させて肌のメラニン色素を黒く酸化させることもあります。

サプリメントを愛用している方は、いま一度、鉄がどれだけ含まれているか確認しておきましょう。

緑黄色野菜から、抗酸化ビタミンを無駄なくとるにはコツがある

カラダを老けさせる活性酸素と過酸化脂質に対して強い力を発揮してくれる栄養素の中でも、特に知られているのが、ビタミンA、ビタミンC、ビタミンE。合わせて、その名も〝ビタミンACE（エース）〟です。

ビタミン・エースをとるためには、やはり緑黄色野菜を食べるのがおすすめです。

代表的な緑黄色野菜といえば、ホウレンソウ、ブロッコリー、ニンジン、カボチャ、トマト、ピーマン、アスパラガスなどがありますが、そのほかのものでも、食べられる部分の緑や赤の色が濃い野菜は、だいたいビタミン類が豊富です。

緑黄色野菜には、体内で必要に応じてビタミンAに変わるβ－カロテンのほか、ビタミンC、ビタミンE、さらに、葉酸やミネラルなどもたっぷり含まれています。

ただ問題は、どう調理するか。野菜はゆでると、水溶性のビタミンB群やビタミンC、カリウムといったミネラル類などの栄養素が水に溶け出してしまいます。栄養のことを考えると生で食べるのが一番なのですが、とはいえ料理のメニューやその日の体調、気分などによっては、ゆでて食べたいこともありますよね。

そこで、できる限り栄養の損失が少なくてすむ、野菜のゆで方を紹介しましょう。

ポイントは、とにかく水に浸かっている時間を短くすることです。

そのために、ゆでている間は菜箸などでかき混ぜながらゆでましょう。このほうが野菜全体に熱が早く行き渡るので、ゆで時間が短くてすみます。

また、ゆであがった野菜を水にさらす人も多いと思いますが、これは必ずしも必要ありません。ホウレンソウのようなアクの多い野菜以外は、ザルなどに広げて冷ましたほうがいいでしょう。この方法なら、ザルの上で余熱でさらに加熱が進むので、そのぶんゆで時間の短縮につながります。

なお、電子レンジを使うと水に浸からないので、栄養の損失が少なくてすみます。アクが少ない野菜の調理にはおすすめです。

玉ネギの切り方を変えれば、抗酸化物質を増やすことができる

抗酸化物質は、緑黄色野菜に限らず、私たちが日常的に食べている淡色野菜にもいろいろ含まれています。

そのひとつが、玉ネギです。

生の玉ネギが持っている独特の辛みは、含硫化合物（硫黄を含んでいる化合物）の一種で、アリシンという物質です。

アリシンは抗酸化力があるうえに、ビタミンB_1と結びつくとアリチナミンとなって、ビタミンB_1単独でとるよりも吸収がよくなり、体内に長くとどまって疲労回復にも効果を発揮します。

そんなありがたいアリシンを、調理の際のちょっとしたコツを守ることで、簡単に

増やすことができます。

玉ネギのアリシンは、もともと含まれている分のほか、包丁で細胞を断ち切ることによって増える分があるのです。

ご存じの通り、玉ネギには縦に繊維が走っています。玉ネギの細胞は、縦長の形をしていて、この縦の繊維に沿って並んでいます。そこで、この縦の繊維に対して直角に包丁を当ててスライスしていくと、繊維に沿って切っていくのに比べて、切断される細胞が増え、アリシンの量も増すのです。

ただし、アリシンが増えると、生玉ネギの辛みも確実に増えます。

この辛みを抑えるために、スライスした玉ネギをよく水にさらしますが、こうすると、アリシンをはじめ水溶性のビタミン類やカリウム、オリゴ糖なども水に流れ出てしまうので、栄養のことを考えると、あまりおすすめできません。

どうしても玉ネギの辛みを抑えたいなら、切ったあと水にさらさず、そのまま15分ほどおいておくといいでしょう。アリシンの一部が揮発し、辛みが飛んで食べやすくなります。

抗酸化物質リコピンを、トマトから効率よくとるひと工夫

抗酸化作用のある物質のうち、近年有名になったものに、リコピンがあります。リコピンは天然の色素の一種で、赤い色をしています。

リコピンが豊富な食材といえば、トマトです。

トマトはリコピン以外にも、ビタミンC、ビタミンE、カリウムなどをバランスよく含んでいる、とても抗酸化作用の高い頼もしい野菜です。積極的に食卓に取り入れて、老けないカラダ作りに役立てていただきたいと思います。

そんなトマトを食べるときは、どうせなら効率よくリコピンを摂取したいもの。これからご紹介するちょっとしたひと工夫でリコピンをたくさんとれるようになるので、ぜひ実践してみてください。

まず、生のトマトの場合は、できるだけ赤くしてから食べることです。リコピンは赤い色素ですから、トマトが赤くなればなるほど、リコピンの含有量は増えます。買ってきたトマトがまだ完熟していなかったら、冷蔵庫には入れずに、追熟させましょう。適温は19～24度です。ある程度赤くなったら、熟しすぎないように、それから先は冷蔵庫の野菜室で保存します。

たったこれだけのことで、買ってきた最初のトマトよりもリコピンが増え、抗酸化作用を高めることができます。追熟させると味わいも深くまろやかになるので、一石二鳥ですね。

また、ちょっと意外なことに、リコピンは生野菜より、水煮缶やトマトジュースなど、一度加熱された加工品に含まれているもののほうが吸収しやすいことが明らかになっています。比較的熱に強いので、生のトマトを油を使って調理してもＯＫ。むしろ熱が加わることで、生食よりリコピンの吸収性は高まります。

つまり、リコピンを効率よく摂取するためには、生食にこだわらず、加工品を上手に利用するのがコツ。煮込み料理などで、どんどん活用してみましょう。

ゴマの抗酸化力を、さらに引き出す食べ方とは

近年、カラダにいい食品として、ゴマの人気が高まっています。ゴマの成分に注目したサプリメントや健康食品なども、続々と販売されているようです。

ゴマがカラダにいいというのは周知の事実です。

ゴマには、リノール酸、カルシウム、鉄、亜鉛などのミネラル類、ビタミンB群、ビタミンE、さらに食物繊維などが豊富に含まれています。

中でも注目すべきは、ゴマリグナンです。

名前からして強そうなこの物質は、抗酸化作用が高く、老化の進行を遅らせたり、がん予防にも役立つものとして、期待と注目が集まっています。

ですから、ゴマを毎日小さじ1杯程度食べ続けることは、老けないカラダのために

とてもよいと思います。

これだけすばらしい食材なので、ぜひ日々の食卓に取り入れていただきたいのですが、ゴマには難点がひとつ。

それは、種皮があるので消化吸収しにくい、ということです。

そこでおすすめなのが、ゴマを深煎りしたうえで、包丁で細かく刻んだり、すり鉢ですっていただく方法です。

ゴマを加熱すると、ゴマリグナンのひとつであるセサモリンという物質が分解され、より強い抗酸化力を持つセサモールに変わります。また、刻んだりすることで種皮が壊れてきます。つまり、煎ってから細かくすれば、抗酸化力はアップするうえに、消化吸収もしやすくなるのです。

同じく抗酸化力に優れた緑黄色野菜のホウレンソウやサヤインゲンなどのゴマ和えは、とても抗酸化力の高いメニューです。もう一品おかずがほしいときなどに最適なので、ぜひ食卓に取り入れてみてはいかがでしょうか。

話題の亜麻仁油やエゴマ油も、使い方を間違えるとかえって悪影響が

ＤＨＡやＥＰＡという言葉は、みなさんお聞きになったことがあるでしょう。ＤＨＡはドコサヘキサエン酸、ＥＰＡはエイコサペンタエン酸といい、どちらも青魚に豊富なｎ－３系の脂肪酸です。

近年、ｎ－３系脂肪酸の健康効果に注目が集まったことで、ＤＨＡもＥＰＡもすっかり有名になりました。

ここで少し、ｎ－３系脂肪酸について説明しておきましょう。

脂肪酸にはさまざまな種類がありますが、大きく飽和脂肪酸と不飽和脂肪酸に分けられます。さらに不飽和脂肪酸は、その構造によってｎ－３系、ｎ－６系、ｎ－９系に分けられます。

そのうち、ｎ－３系脂肪酸には、血液中の悪玉コレステロールを減らし、善玉コレステロールを増やすなど、体内を若々しく保つ効果があることがわかっています。このため、青魚をどんどん食べるようにいわれたり、ＤＨＡやＥＰＡのサプリメントが流行ったりしました。

このｎ－３系脂肪酸には、ＤＨＡとＥＰＡのほかに、α－リノレン酸があります。α－リノレン酸は、体内では合成されないため食品からとる必要がある必須脂肪酸です。総コレステロール、ＬＤＬコレステロールの低下作用、血栓形成を抑制して心疾患予防、免疫力増加作用などがあります。

なお、私たちのカラダは、若いうちはα－リノレン酸を体内でＥＰＡに、そしてＥＰＡをＤＨＡに変換することができるのですが、年をとってくるとこれがむずかしくなってきます。

そんなα－リノレン酸を多く含んでいる食用油が、亜麻仁油とエゴマ油です。

α－リノレン酸の効果が知られるようになってきてから、このふたつの油を積極的に食事に使う人がどっと増えました。

でも、ちょっと待ってください。

これらの油は、適量を摂取する限りは確かにカラダによい油ですが、使い方を間違えると、かえってカラダに悪影響を与えてしまいます。

実は、亜麻仁油とエゴマ油は、とても酸化しやすいのです。油は酸化すると、老化を早める過酸化脂質になるため、カラダによくありません。

亜麻仁油とエゴマ油の酸化を防ぐためには、加熱調理では使わず、サラダなどにかけていただくことです。また、瓶に入れて置いておくだけでも、使っていくうちに空気にふれ酸化するので、なるべく早く使うことも大切です。古くなった油を使うと、体内の過酸化脂質を増やしてしまうだけです。

それに、いくらカラダにいいとはいえ、亜麻仁油とエゴマ油も脂質であることに変わりはないので、とりすぎれば肥満のもとになります。

ですから、亜麻仁油もエゴマ油も、1日の適量、大さじ1~2杯を守ることが何より大切です。毎食サラダにたくさんかけていたという人は、この機会に使用量を見直してみてください。

ヤマイモのパワーで、〝若返りホルモン〟の減少を抑える

いま、アンチエイジングの世界で大変な注目を集めているのが、〝若返りホルモン〟の異名を持つ「ＤＨＥＡ」です。アメリカなど、アンチエイジングの盛んな国ではよく知られていますが、日本ではまだまだ知名度が低いようですね。

ＤＨＥＡは、デヒドロエピアンドロステロン（Dehydroepiandrosterone）の略称。腎臓の上に乗っている小さな副腎で作られ、そこから分泌されているホルモンのひとつです。免疫力を高めたり、細胞の再生力を高めたり、代謝を促したりなど、老化の防止、健康維持、脂肪の燃焼による筋肉の維持といった大切な働きをする、まさしく〝若返りホルモン〟なのです。

私たちはストレスを受けると、それに対抗するためにコルチゾール（副腎皮質ホル

モン）というホルモンが大量に放出されます。困ったことに、このコルチゾールは、皮膚、筋肉、リンパ組織の細胞を壊す作用もあります。ところがＤＨＥＡは、コルチゾールの働きを和らげる作用を持っていて、細胞を壊す作用に対してバランスをはかり、細胞を作る働きをするのです。

それだけではありません。ＤＨＥＡは副腎で作られたあと、テストステロンやエストロゲンといった性ホルモンに変わって働きます。

男性ホルモンとして有名なテストステロンは、精子の形成促進のほか、皮膚、骨、筋肉を強くしてくれます。女性ホルモンとして知られるエストロゲンは、骨粗しょう症の予防をはじめ、コラーゲンの生成を助けたり、月経周期をコントロールするなど、実にさまざまな力を持っています。

私たちのカラダの中でこれほどの働きをしてくれるＤＨＥＡですが、残念ながらその分泌量のピークは20代。その後は急速に分泌量が減っていき、40代では約半分、80代になる頃にはほとんど分泌されなくなってしまいます。

ですから私たちは、若々しいカラダを保つために、ある程度の年齢になったら、Ｄ

HEAの分泌の減少を抑えなくてはなりません。

そのためには、ストレスをためないこと、十分な睡眠をとること、適度な運動をすること、1日3食規則正しく食事をすることも大切です。

特に食事では、副腎をいたわる食事を心がけましょう。副腎は、酸化物質に弱いことがわかっています。酸化の原因であるアルコールのとりすぎに注意し、抗酸化ビタミン（ビタミンA、ビタミンC、ビタミンE）、抗酸化ミネラル（亜鉛、セレン）、抗酸化物質（ポリフェノール、カロテノイド）を積極的に摂取しましょう。

ちなみにヤマイモには、抗酸化ビタミン、抗酸化ミネラル、抗酸化物質のすべてが含まれています。

そこで私のおすすめは、とろろドレッシングです。ヤマイモをすりおろし、しょうゆ、ゴマ油を混ぜればできあがり。ブロッコリーやニンジンなどの緑黄色野菜とマグロ、カツオ、アジ、サバなどの刺身を合わせ、このとろろドレッシングで和えるのはいかがでしょうか。抗酸化ビタミン、抗酸化ミネラル、抗酸化物質をいっぺんにとることができます。

アンチエイジング食材のスーパースター「納豆」パワーの秘密

本書でも何度か取り上げてきましたが、納豆は良質のたんぱく質をはじめ、ビタミンB群、鉄分、カルシウム、食物繊維などなど、カラダの老化を抑制してくれる栄養をたくさん含んでいます。

まさに、アンチエイジング食材のスーパースターと言っても過言ではないでしょう。老けないカラダを作るために毎日のように積極的に食べたい食品をどれかひとつ挙げるとしたら、私はやはり、納豆を挙げます。

ここで、改めて納豆に含まれている成分と、そのパワーを確認しておきましょう。

まず、たんぱく質やビタミン群。これらは、美しい肌や筋肉の生成に欠かせない大切な栄養素です。年齢とともに落ちてくるスタミナの維持にも役立ちます。

たんぱく質は肝臓を元気にして解毒作用をアップする力があるので、たばこやアルコールなど、有害な物質からカラダを守ってくれます。

ビタミン群の中でも特にビタミンB_2は、細胞の再生をはじめ皮膚や粘膜の成長を促進するほか、目の疲れにも効果を発揮します。糖質、脂質を体内で燃焼しエネルギーに変えるのに役立つので、肥満の予防にもつながります。

食物繊維は、便通を促して腸内環境を整えます。

鉄は貧血予防、カルシウムは骨粗しょう症予防になることは、ご存じの方も多いでしょう。

まだまだあります。

納豆のネバネバに含まれているナットウキナーゼは、血栓を溶かす作用があり、動脈硬化、心筋梗塞、脳梗塞の予防などに役立ちます。

そして、忘れてはならないのが、納豆菌の存在です。

納豆菌は、腸内にあるビフィズス菌などの善玉菌を元気にし、悪玉菌の力を抑えて、腸の調子を整えてくれます。

食べ物の栄養を吸収する臓器である腸を元気に保つことは、老けないカラダ作りの第一歩。実際、腸内が元気で便秘もない人には、見るからに若々しくて元気な人が多いものです。

さらに納豆は、カラダだけではなく、頭を老けさせない食品でもあります。

納豆に含まれているアミノ酸の一種であるグルタミン酸などは、脳の働きを助け、記憶力や思考力のアップに力を発揮するので、ボケ防止にも役立ちます。

これだけ私たちを老けさせないパワーを持っている納豆を、食べない手はありませんね。

アンチエイジングの最大のポイントは、腸の健康にあった！

言うまでもなく、腸は食事からとった栄養を吸収するところです。ここが悪くなると、カラダに必要な栄養がとれなくなってしまうため、私たちは体調を崩します。そして、腸の調子が悪い日々が続けば、確実にカラダは老けていくのです。

そんな腸の調子を大きく左右しているのが、腸内細菌の存在です。

私たちの腸内には1000種類ほどの細菌が存在しています。重さにするとどのくらいになると思いますか？　答えは、なんと約1kg！　私たちは、常にそれだけの量の腸内細菌とともに生きているのです。そんな腸内細菌の状態をいかに良好に保つかは、アンチエイジングの最大のポイントでもあります。

よく知られているように、腸内細菌には、ビフィズス菌などの善玉菌と、下痢の原因になるウエルシュ菌などの悪玉菌のほか、大腸菌などの日和見菌があります。日和見菌は、普段は善玉でも悪玉でもないのですが、体調が悪くなると悪玉菌となってしまう細菌です。

腸内では、日々、善玉菌と悪玉菌の勢力争いが行われていて、善玉菌が元気であれば悪玉菌の力が抑えられ、私たちの体調は良好で、カラダも簡単には老けません。反対に、善玉菌の力が抑えられ悪玉菌が元気になると、途端にさまざまな問題が起きてしまいます。

そのひとつが便秘や下痢です。腸内で有毒ガスが発生し、おならが臭くなるのもそのひとつ。こうなると、腸からの栄養の吸収率もがっくり低下してしまいます。

一方、善玉菌は、私たちのために実にさまざまな働きをしてくれています。腸内で内容物が腐敗するのを防ぐとともに、病原菌を撃退する、免疫力を活発にする、自律神経を整えるなど、幅広く活躍してくれる、本当にありがたい存在なのです。

そのうえ、ビタミンB群やビタミンKなどを作る働きもしています。

善玉菌を元気に保つことがどれほどカラダのために大切か、おわかりいただけたでしょう。

ですから私たちは、毎日の食生活で善玉菌のエサになる栄養をとって、どんどん善玉菌に元気になってもらわなければなりません。

そこで、善玉菌の大好物をお教えしましょう。

それが、オリゴ糖です。

オリゴ糖は、玉ネギ、ゴボウ、大豆、アスパラガス、ネギ、バナナ、ニンニクなどに豊富に含まれています。これらの食材を、毎日の食卓にふんだんに取り入れることで、結果的に腸内の善玉菌を増やすことができるはずです。

食事によって得られたオリゴ糖が腸内に届くと、善玉菌が喜んでそれを食べ、その量を増やして、元気に活動してくれます。

ココアでアンチエイジング？腸内環境を整える若返り効果とは

腸を元気にすることが、私たちのカラダを若々しく保つためにどれほど大切かは、これまで述べてきた通りです。

そんな腸内環境をよくするために欠かせないものが、食物繊維です。

食物繊維は、カラダの構成成分にもエネルギー源にもならないため、古くは役に立たない食べかすと考えられていました。しかしいまでは、私たちの健康を保つためになくてはならない大切なものだということが常識になっています。

まず、便をやわらかくし、その量を増やすことで、腸のぜん動運動を活発にしてくれます。これが、食物繊維が便秘の予防に効果的な理由のひとつです。

また、発がん性物質など、腸内にある有害物質の排出も促すとともに、善玉菌を増やす働きもしてくれます。

このほか、食物繊維の働きには、消化管の働きを活発にする、ブドウ糖の吸収速度をゆるやかにする、血糖値の急激な上昇を防ぐ、コレステロールの吸収を抑制する、といったものがあります。

食物繊維は、穀類、イモ類、豆類、野菜、海藻、キノコ、フルーツなど、さまざまな食品に豊富に含まれていますが、飲み物では、実はココアに豊富です。

ココアには、高い抗酸化作用を持ち、アンチエイジング効果が期待されている抗酸化物質のポリフェノール類も含まれています。

栄養豊富な牛乳と一緒に飲むことで、たんぱく質はもちろん、ビタミン類やミネラル類、そして食物繊維が一度にとれます。ココアというとカロリーが高いイメージがありますが、砂糖を控えめにすれば問題ありません。

食生活の欧米化で、日本人の多くが食物繊維の摂取が大きく不足しているといわれています。不足を自覚している方は、毎日1杯のココアを飲んで、食物繊維の不足を補いましょう。

デトックス効果のある食物繊維も、とりすぎるとカラダの老化を早めることに

排便を促したり、体内の有毒物質を排出するなど、そのデトックス効果で注目される食物繊維。近年、不足気味の人が増えている一方で、その働きを期待する女性を中心に、毎日過剰に意識して食物繊維をとろうとする人も増えたように思います。

食物繊維が特に豊富な食品といえば、穀類、イモ類、豆類、そして根菜を中心とした野菜です。こうした食品をよく食べて食物繊維をしっかりとろうとする人の中には、「とればとるほどいい」と勘違いされている方がいらっしゃいます。食物繊維そのものは栄養にならないといわれているので、いくらとっても余分なぶんは便となって排出されるだけだと思われるようです。

でも、実際は違います。まず、食物繊維のとりすぎは、腸を刺激しすぎて下痢を引

き起こし、必要なミネラル分まで体外に排出してしまいます。カルシウムや鉄、亜鉛の吸収が阻害されることで、骨粗しょう症、貧血、味覚障害などが起きます。また、便のカサが増しすぎて腸粘膜を損傷したりすることもあるようです。

そのほかの栄養分についても、腸の調子が悪くなれば、どうしても吸収する力が落ちます。腸内で作られているビタミンB群も減少してしまうでしょう。

食物繊維の目標量は、食事摂取基準（２０１５年版）によると、１日当たり男性は20g以上、女性は18g以上とされています。上限量は特に設けられていません。

食物繊維20gというと、ゴボウで約３５０g（約2本分）、サツマイモで約９００g（約4本）くらい。ひとつの食品をこんなにとっている人はいないと思いますが、食物繊維が豊富な食品ばかりを毎食組み合わせて食べているという方は、過剰摂取の可能性があります。特に、サプリメント等でも食物繊維をとっている方は要注意です。

野菜３００gで食物繊維は約10gとれます。野菜で食物繊維を補給するならば、野菜は１日に約６００g程度で十分でしょう。１食当たり１００～２００g程度が目安です。

疲れた肝臓は老化の第一歩。1日1杯の牛乳が、働き者の肝臓をいたわる

「肝心」という言葉からもわかる通り、肝臓は私たちが生きていくうえで非常に大切な働きをしている臓器です。何千という酵素を使って、体内でさまざまな物質を化学的に作り変えているため、「化学工場」と呼ばれています。

そんな肝臓の働きを、もう少し詳しく見てみましょう。

私たちが消化器から吸収した栄養などは、血液を通じて、まずは肝臓に送られます。肝臓では、血液中に含まれる栄養成分を必要に応じて作り替えたり、貯蔵したり、有害成分の解毒などを行っています。こうして処理された血液が、ようやく心臓に送られ、それから全身へと行き渡っていきます。

つまり、肝臓に問題があると、その影響はあらゆる臓器に及んでしまうのです。反

対に肝臓が元気になれば、全身の免疫力が上がりますから、カラダは丈夫で老けにくくなります。がんにかかりにくくなるともいわれています。

基本的に、肝臓は非常に強い臓器です。しかも大変な働き者で、なかなか悲鳴をあげてくれません。そのため、ついつい私たちは、肝臓を酷使しがちです。でも、日々フル回転で働いているのですから、年齢とともに疲れがたまっていくのは確か。あなたの肝臓も、お疲れ気味の可能性があるのではないでしょうか。

では、そんな働き者の肝臓をいたわるために、私たちは何を食べ、どんな栄養をとればいいのでしょう。

もっともおすすめなのが、牛乳です。

牛乳は、食品に含まれている必須アミノ酸の含有比率を評価する数値である「アミノ酸スコア」が100という、大変良質なたんぱく源。肝臓の細胞はエネルギーをアミノ酸から得ているため、アミノ酸をたっぷり含む牛乳を飲むことで、肝心かなめの肝臓が元気になります。そしてアンチエイジングに必ず効果があります。

牛乳のおすすめ摂取量は、1日200㎖。毎日欠かさず飲みましょう。

貝類を積極的に食べれば、細胞からどんどん若返る

私たちのカラダは数えきれないほどの細胞でできています。ですから、細胞分裂が順調に進まなくなると、どうしても老けていきます。

私たちは、細胞分裂を活発にし、新しい細胞をどんどん増やしていくための栄養を、日々の食事からしっかりとらなければなりません。

細胞を増やす栄養というと、まず頭に浮かぶのはたんぱく質ではないでしょうか。確かにそれは正解です。実際、健康に敏感な人は、たんぱく質の摂取を心がけている人が多いようです。

しかし、たんぱく質を十分にとっているだけでは、細胞分裂は進みません。細胞が新しくできる際には、必ず亜鉛が必要だからです。

亜鉛はたんぱく質やビタミン類に比べると、意識して食事に取り入れている方は少ないかもしれません。でも、亜鉛は鉄と並び、私たちにとって非常に重要なミネラルです。亜鉛が不足すると、カラダの中で実にさまざまな問題が生じてきます。

たとえば、子どもの場合は成長が遅くなり、身長が伸びにくくなります。大人の場合は傷の治りが遅くなり、毛が抜けるなどの症状があらわれます。また、ビタミンCとともにコラーゲンの合成にかかわっているため、肌の調子も悪くなってしまいます。免疫機能にも深く関係があるので風邪をひきやすくなるし、男性の場合は精力減退を招きます。

食事摂取基準（２０１５年版）によると、亜鉛は１日につき成人男性で10㎎、成人女性は８㎎とる必要があります。亜鉛を豊富に含んでいる食べ物といえば、なんといってもカキです。４コで約10㎎の亜鉛を摂取することができます。ほかにも、アサリやシジミなど、貝類全般に豊富です。

亜鉛をたくさん含んでいる貝類を積極的に食べて、細胞から若々しさを保つようにしましょう。

カルシウムだけでは、骨粗しょう症は予防できない

私たちのカラダの骨は、年齢とともにどんどん骨量が減少していく運命にあります。特に女性は、閉経後、ホルモンバランスの影響などで、骨粗しょう症を発症する人が増えます。

また、最近の若い女性は、ダイエットのための食事制限によるカルシウムなどの栄養素不足から、閉経後に骨粗しょう症になる可能性が非常に高くなると懸念されています。

カルシウムの慢性的な不足は、骨粗しょう症だけではなく、さらなる恐怖を引き起こします。血中のカルシウム濃度を一定に保つために骨から血中へカルシウムが溶け出し、そのカルシウムが血管などに付着することで、動脈硬化や高血圧などを誘発す

るのです。

骨粗しょう症の予防のためにカルシウムを十分とっているという方も安心はできません。実際、カルシウムをとっている割に、骨が弱くなっていく人や、動脈硬化になってしまう人がいるのです。

その理由のひとつが、ビタミンDの不足です。食物でとったビタミンDは、肝臓と腎臓で代謝され、活性化することでカルシウムの吸収を促進し、それらが骨となるのを助ける大事な働きをしています。

せっかくとったカルシウムの吸収を効率よくするためにも、ビタミンDが豊富なサケやサバ、イワシ、真ガレイなどの魚や、キノコ類を積極的に食べるとよいでしょう。

干しシイタケもビタミンDが豊富です。生のシイタケに含まれるエルゴステロールという物質は、日光に当てることでビタミンDに変わるのです。

干しシイタケは、市販のものでなくても、生のシイタケを買ってきて家で干すだけで、ビタミンD含有量を増やすことができます。ザルなどにシイタケを並べ、日光に当てるだけです。

牛乳の代わりに豆乳を飲んでも、カルシウムは補給できない

いくつになってもかくしゃくとしていらっしゃる方のひとつの共通点は、骨がしっかりしていることでしょう。

骨を丈夫にするためにはカルシウムとビタミンDの摂取が重要です。ビタミンDのとり方については前述したので、ここではカルシウムのとり方について解説しておきたいと思います。

カルシウムといえば、やはり牛乳が有名ですね。牛乳はたんぱく質やビタミンB_2も豊富な、大変優秀な食品です。

ところが、どういう理由からかわかりませんが、「牛乳はカラダに悪い」「牛乳は太る」という情報がときどき世の中に広がって、牛乳を飲むのをやめてしまう方が出て

きます。

そして、「牛乳の代わりにカルシウムの補給を」ということで、ヘルシーなイメージが強い豆乳を飲まれる方が多いのです。

しかし、豆乳は大豆から作る大豆ジュースで植物性、牛乳は牛の血液が変化したものので動物性で、栄養的に大きな違いがあります。特にカルシウムの量は、100g中、牛乳が110mgであるのに対し、豆乳は15mgしか含んでいません。ちなみに、母乳も血液が変化したものです。

私たちが1日に必要なカルシウムの推奨量は、約650mg。つまり、豆乳を飲んでもカルシウムの補給に大きな効果は期待できないのです。

牛乳が苦手で豆乳を飲んでいるという方は、豆乳にスキムミルクを加えて飲むことをおすすめします。

豆乳200mℓにつき大さじ3杯(24g)のスキムミルクを加えて1日1回飲めば、カルシウムの補給に十分役立ちます。1回で約330mg、1日の推奨量の半分以上、摂取できます。

もう1点、気をつけていただきたいのが、小魚によるカルシウムの補給です。私たちが栄養指導でお話をうかがっていると、「カルシウム補給のために、シラス干しなどの小魚を、毎日ごはんにたくさんかけて食べています」という方がときどきいらっしゃるのです。また、おつまみの小魚を、カルシウムのために小まめに食べ続けているという方もいらっしゃいます。

骨ごと食べられる小魚からは、確かにカルシウムはとれます。しかし、この場合、内臓なども丸ごといただくため、コレステロール値も上がってしまうのです。

小魚をたくさん食べることでコレステロールが基準値を超えてしまう人には、私は小魚の代わりに納豆をおすすめしています。

納豆には1パック（50g）に45mgのカルシウムが含まれているうえ、骨からカルシウムが溶け出すのを抑制するビタミンKも含んでいます。

毎日牛乳を200mℓ飲み、納豆を1パック食べたうえで、ほかの食品からもカルシウムを摂取していくように心がければ、少しずつ骨が丈夫になっていくはずです。

ダイエットには絹ごし豆腐、カルシウム補給には木綿豆腐がおすすめ

豆腐には絹ごしと木綿がありますが、その違いを正確にご存じでしょうか。

絹ごし豆腐は絹の布で豆乳を濾して作ったもので、木綿豆腐は木綿の布で豆乳を濾して作ったものだと思っている人が多いようですが、それは間違いです。

絹ごしと木綿と呼ばれるようになったのは、あくまでも舌触りの問題です。絹で濾したようにやわらかな食感がすることから「絹ごし」と、それに比べると舌触りがしっかりしていることから「木綿」と呼ばれるようになったのです。

このふたつの本当の違いは、作り方にあります。

絹ごしは、濃い豆乳に凝固剤を加えて、そのまま固めて作ったものです。

一方、木綿は、絹ごしより薄い豆乳に凝固剤を加えて固め、それを一度崩してから

圧力をかけて水分を絞り出して固め直したものです。

こうした製造方法の違いにより、絹ごしと木綿では、その栄養価にも違いがあります。木綿豆腐は水分を絞り出して作るぶん、栄養も凝縮されていて、たんぱく質も鉄も、絹ごしに比べて多く、カルシウムはなんと3倍近く含まれています。

絹ごし豆腐は、水溶性のビタミン類であるビタミンB_1とビタミンB_2、水溶性のミネラルであるカリウムなどが木綿豆腐に比べて多く、カロリーが低めです。

ですから、カルシウム不足が気になるときは木綿豆腐を、体型が気になるときは絹ごし豆腐といったように、食べ分けてみてはいかがでしょうか。

とはいえ、絹ごしでも木綿でも、豆腐がアンチエイジングに効果的な食品であることは間違いありません。

どちらも、畑の肉といわれる大豆から作られ、必須アミノ酸がバランスよく含まれている良質のたんぱく質源です。木綿豆腐に含まれるたんぱく質は1丁19・8g、絹ごし豆腐は14・7gで、木綿豆腐のほうが絹ごし豆腐よりもたんぱく質を若干多く含んでいます。

また、豆腐に含まれているレシチンは脂質代謝の改善効果もあり、肝脂肪の予防にも効果的です。脳の活性化を促し、記憶力や集中力を高めて、物忘れやボケ防止にも役立ちます。

さらに、血中のコレステロールを低下させる植物ステロール、ビフィズス菌のエサになるオリゴ糖、活性酸素を抑制して老化を防止するサポニンなど、豆腐には老けないカラダ作りに欠かせない栄養が、ぎゅっと詰まっているのです。

大豆イソフラボンは、必ずしも女性ホルモンとして働いてくれない

女性がいつまでも若々しくあるためには、女性ホルモンの働きが非常に重要です。女性ホルモンの中でもエストロゲンは、肌の新陳代謝を促進してシミやシワを防ぐ、美肌のために欠かせないホルモンとして有名です。

そんなエストロゲンは、美肌以外にも、健やかな髪の育成や自律神経の安定など、さまざまに力を発揮してくれる、アンチエイジングの女神のような存在といえるでしょう。女性しか関係がないように思われがちですが、実際には、老若男女問わず、若さを保つためにさまざまな働きをしてくれているホルモンなのです。

数年前から、年齢とともに減少してくるエストロゲンを補うために、このホルモンと同じような働きをしてくれる栄養素として、大豆イソフラボンが大変な注目を集め

ました。

大豆イソフラボンは、納豆を筆頭に豆腐や油揚げなどの大豆製品に多く含まれているので、「女性ホルモンを補うために、大豆や大豆製品をたくさん食べましょう」と、よく言われたものです。

しかし、大豆や大豆製品をしっかり食べても、大豆イソフラボンの効果が十分に得られない人がいるという大塚製薬の研究報告が、２０１３年の日本抗加齢医学会であったのです。

それによれば、大豆イソフラボンが女性ホルモンのように働くためには、消化吸収の過程で、ある腸内細菌と出合う必要があり、これを持っていない人は、大豆製品を食べても大豆イソフラボンによる女性ホルモンの代わりとなる効果を十分には得られないということでした。

大塚製薬の研究によると、この腸内細菌を持っている人は、大豆イソフラボンがその細菌と出合うことでエクオールという物質を作り出し、これがエストロゲンと同じように働いてくれるとのこと。

残念ながら、このエクオールを体内で作れる日本人女性は2人に1人。つまり、約半数の人は、大豆製品を食べても、大豆イソフラボンの効果があまり期待できないということになります。

エクオールを自分で作り出せるタイプかどうかは、有償で検査してくれる機関もあるようです。

ですから、自分がエクオールを体内で作れるタイプかどうかがわからない限りは、大豆や大豆製品を食べることで大豆イソフラボンの効果を期待しすぎないほうが懸命だと思います。

それよりは、大豆や大豆製品に限らず、食事の栄養バランス全体に気を配り、規則正しい生活を心がけて自律神経を正常に保つことで、本来の女性ホルモンの分泌を促すように心がけたほうがいいでしょう。

第4章

血管年齢が若い人は何を食べているのか

甘いものの食べすぎは、動脈硬化の原因にもなる！

私たちのカラダを老けさせる大きな原因のひとつが活性酸素であることは、ここ数年でよく知られるようになり、「抗酸化」はアンチエイジングのキーワードとなっています。

では抗酸化以外に、ここ数年で新たに叫ばれるようになったキーワードがあるのをご存じでしょうか。それは、「抗糖化」です。

この言葉について説明するためにも、まずは「糖化反応」についてふれておきましょう。

糖化反応とは、簡単に言うと、糖質がたんぱく質と結合する反応のことです。

そして、たんぱく質が糖化反応を起こすと、「ＡＧＥｓ」という物質ができます。

ＡＧＥｓは、もともと食品に含まれている場合、加熱調理の際に生まれてくる場合、私たちのカラダの中で生まれてくる場合があります。

カラダの中で生まれてくる場合は、私たちが糖質を一度の食事でとりすぎたとき、血中に漂っている余分な糖質と体内のたんぱく質が結びつくことでできます。

このカラダの中で生まれたＡＧＥｓは、私たちのカラダにさまざまな悪影響を及ぼしているのです。

体内でできたＡＧＥｓは、老化をはじめ、糖尿病の合併症や動脈硬化、肌のトラブルや骨粗しょう症、さらにアルツハイマー病など、いくつもの病気の発症に関係していることがわかってきました。

中でも問題が大きいのが、動脈硬化との関係です。

動脈硬化とは、心臓から血液を全身に運ぶための血管である動脈の壁が弾力を失って硬くもろくなった状態です。

血管の弾力が失われて固くなるとどうなるでしょうか。しなやかさを失って、破れやすくなるのです。そのため、動脈硬化が進行すると心臓病や脳卒中などが起こります。

人間は血管から老いるといわれていますが、その原因が動脈硬化です。

この、私たちのカラダを老けさせる強敵ＡＧＥｓをできるだけ作らないようにしようというのが、「抗糖化」です。

ＡＧＥｓを作り出す最大の原因は、糖質のとりすぎです。

抗糖化の第一歩は、まずは血糖値を急上昇させないこと。甘いものなど糖質を多く含む食品を空腹時や日常的に過剰摂取したり、食物繊維が少ない食事をすると食後に高血糖となり、糖化が進みやすくなると考えられています。

普段から甘いものに目がないという人は、先々の人生を考えて、甘いものを控えることを強くおすすめします。後悔先に立たずです。

食後の1時間に何をするかで、老ける老けないが決まる

私たちのカラダを老けさせてしまうＡＧＥｓは、日常的に糖質をとりすぎて、血糖値を急上昇させることによって増えます。つまり、血糖値と大きな関係にあります。

人は、食後に血糖値が上昇します。食事でとった糖質が分解されてブドウ糖となり、血中に溢れてくるから、血糖値が上がるわけです。

そして、食後に血糖値が高いと、そのぶん、血中のブドウ糖とカラダの中のたんぱく質の結合が進むため、ＡＧＥｓができやすくなります。

ですから、体内を若々しく保つためには、血糖値を急激に上げない生活を送ることがポイントになります。

では、どうすれば血糖値を上げないようにできるのでしょうか。

これが、意外と簡単なことばかりなのです！

まずは、食事はゆっくり食べること。

一気に食べると急激に血糖値が上がってしまいます。同じ量を食べてもゆっくりよく噛んで食べたほうが血糖値は上がりにくくなります。

次に、食事からの糖質量は適量にすること。

要するに、腹八分目です。主食のごはんなどをおなかいっぱい食べれば、血中にブドウ糖がたくさん溢れ出してしまいます。

意外なポイントとしては、食べる順番に気をつけること。

野菜や海草類、キノコ類など、食物繊維が豊富な食材を先に食べておくと、糖質の吸収を抑えることができます。ですから、野菜などを最初に食べ、それから肉・魚、最後にごはんなどの炭水化物を食べるようにすると、血糖値が上がりにくくなります。

そして、最後の決め手が、食後1時間以内の過ごし方です。

というのも、血糖値は食後1～2時間以内にもっとも高くなるので、その時間にせっせとＡＧＥｓが作られている可能性が大きいからです。

これを少しでも防ぐためには、食後1時間までに軽くカラダを動かし、ブドウ糖をエネルギーとして使ってしまうのが効果的です。そうすれば、血糖値の上昇が抑えられ、そのぶんAGEsも作られずにすみます。

おすすめは、食後30分ほどしてから2㎞くらいの距離を、30分ほどウォーキングすること。たとえば、ちょっと離れた場所で外食して、のんびり歩いて帰ってくると、ちょうどいい運動になると思います。

ウォーキングが面倒な人は、ラジオ体操やストレッチなど、ちょっとした運動でもかまいません。要は、少しカラダを動かすことで、食事でとった糖質をエネルギーとして消費すればいいのです。

レンコン、ゴボウ、カボチャの食べすぎは、血管を傷つける

栄養指導をしていると、たまにこんな悩みを打ち明けられる方がいらっしゃいます。

「私、野菜をよく食べているのですが、その割になぜか血糖値が高いのです」

こういう方のお話をよくうかがってみると、お好きな野菜にその原因があることがわかってきます。多くの方が、レンコンやゴボウ、カボチャなどをお好みなのです。

これらの野菜は炭水化物（でんぷん）を多く含んでいます。

野菜であれば、何でもいくら食べてもカラダにいいと思われている方がとても多いのですが、やはり食べすぎには注意が必要なのです。

また、「いつも野菜を食べているのですが……」とおっしゃる方の中には、イモ類を野菜と勘違いされている方も多いですね。

実際、レンコン、ゴボウ、カボチャは、糖尿病の患者さんが正しい食事療法を身につけるために利用する「糖尿病交換表」では、ごはんやパンなどと同じ穀物類のグループに分類されています。

ちなみに、このグループには、イモ類、スイートコーン（缶詰）、ユリ根、栗、甘栗、ギンナン、グリンピース、ソラ豆、小豆なども入っています。これらはいずれも炭水化物が多い食品なので、主食と同じと考えたほうがいいでしょう。

炭水化物のとりすぎは、インスリンの分泌量を増やし、体脂肪を作りやすくします。また、体内で炭水化物が分解されてできたブドウ糖がたんぱく質と結合することで、私たちのカラダを老けさせるＡＧＥｓも増えてしまいます。

レンコンやゴボウ、イモ類など、炭水化物が多いものをおかずとしてたくさん食べる場合は、そのぶん主食を減らすべきです。

たとえば、ジャガイモ（中）１コ（１１０ｇ）食べるなら、それに相当するカロリー分のごはん50ｇを減らしましょう。50ｇは、卵約１コ分の重さです。このように帳尻合わせをすることで、炭水化物のとりすぎを防止できます。

揚げ物は、揚げたてを食べないと血液ドロドロに

とんかつやエビフライ、唐揚げや天ぷらなど、揚げ物は人気メニューのひとつ。市販のお弁当には必ずと言っていいほど何かしら揚げ物が入っていますし、スーパーのお惣菜売り場にはずらりと揚げ物が並んでいます。

でも、やはり揚げ物には注意が必要です。できる限り揚げたてを食べないと、血液ドロドロ状態になる危険性があるからです！

油は空気にふれることで酸化します。油が酸化すると、動脈硬化の一因であり老化を招く、過酸化脂質を作り出してしまいます。

過酸化脂質は、私たちの体内でも脂質が活性酸素の影響を受けて作られています。これをいかに減らすかが、健康的な食生活の課題のひとつでもあるわけですが、調理

後時間がたった揚げ物や脂肪を多く含んだ食品を食べるということは、食べ物の中にすでにある過酸化脂質をわざわざ体内に取り込んでいることになります。

血液中の過酸化脂質が増えると、ドロドロになった血液により血管が傷つき、動脈硬化を引き起こします。

血液の流れが悪くなると、皮膚の新陳代謝が悪くなったり、免疫力も弱くなったりして、老化が進みます。おまけに過酸化脂質は、がんの発生に関わっているとさえいわれているのです。

ですから、くれぐれも新鮮な油を使って揚げたものをいただきましょう。

私は、揚げ物が食べたい場合は、できるだけ家庭で新鮮な油を使って自分で揚げて、揚げたてを食べるようにしています。もちろん、ビタミンCたっぷりのレモン果汁をかけ、体内で過酸化脂質が作られないように抗酸化ビタミンの補給も忘れません。

外出先で揚げ物を食べるときは、揚げたてを食べられるお店を選んでいます。また、市販のお弁当などに入っている揚げ物は、調理してからしばらくたっていると思われるため、衣をはずしてから食べるようにしています。

ベジタリアンは、動脈硬化になりやすい

とにかく野菜といえば、カラダにいいものと考えられています。

もちろん、野菜がカラダにいいのは確かです。だからといって、野菜しか食べないベジタリアンになることが本当に健康にいいかといえば、答えは「ノー」です。

意外なことに、ベジタリアンは動脈硬化になりやすいという報告があります。

実際、病院で人間ドッグを受けられた方の中には、ベジタリアンで動脈硬化の方がときどきいらっしゃるようです。

なぜでしょうか。

それは、動物性の食品をまったく食べないと、鉄、亜鉛、ビタミンB_{12}を十分に摂取できなくなるからです。

その結果、ホモシステインという動脈硬化を引き起こす物質が増えます。

この問題には、私たちが食事からとっているメチオニンという成分と、葉酸、及びビタミンB_{12}が大きく関与しています。

メチオニンは必須アミノ酸の一種ですが、代謝の過程でホモシステインに変化します。でも、体内に葉酸とビタミンB_{12}が十分にあれば、再びメチオニンに戻ることができます。

しかし、ビタミンB_{12}は、野菜など植物性食品にはほとんど含まれていません。

つまり、植物性食品しか食べていないとビタミンB_{12}が不足気味になり、血中のホモシステイン濃度が高くなって動脈硬化になりやすくなるのです。

ベジタリアンでも、卵や牛乳をとっている方は比較的安全ですが、動物性食品を一切口にしない完全なベジタリアンとなると、正直、心配です。

動物性食品から良質なたんぱく質の補給があれば、免疫力もエネルギー代謝もよくなります。カラダのことを第一に考えるのであれば、完全なベジタリアンになる必要はないと思います。

青魚のDHAとEPAのアンチエイジング効果は、食べ方で左右する

青魚に多く含まれていることで知られている、DHA（ドコサヘキサエン酸）とEPA（エイコサペンタエン酸）。どちらもアンチエイジングに欠かせないものとして注目が集まっている成分で、n－3系脂肪酸です。

n－3系脂肪酸には、血液中の悪玉コレステロールや中性脂肪を減らし、善玉コレステロールを増やすなど、血管を若々しく保ち、動脈硬化を予防する効果が認められています。また脳卒中、高血圧、心臓疾患などを防ぐだけではなく、脳内の神経回路における情報伝達に深くかかわっているため、痴呆症の改善にも効果があると考えられています。

DHAとEPAは、体内で必須脂肪酸であるα－リノレン酸が変化して生成されますが、加齢とともに生成量が減ってきます。

ですから、ある程度の年齢になったら、私たちは食事からできるだけ効率よく、DHAとEPAをとる必要があるのです。

では、その食べ方をご紹介しましょう。

結論から言うと、お刺身で食べるのが一番です。

DHAとEPAは、通常の調理の加熱では分解されませんが、焼いたり揚げたりすると魚の油そのものが減るので、そのぶん減ってしまいます。

それに比べて生食なら、魚が本来持っているDHAとEPAを余すところなく食べられます。

ただし、DHAとEPAは大変酸化しやすい油なので、その点には注意が必要です。新鮮なお刺身であれば大丈夫ですが、時間がたつにつれ魚の油も酸化してしまいます。できるだけ生きのいい魚をいただくようにしましょう。

極端な「糖質制限ダイエット」は、血液や血管に大きなダメージが…

近年、糖質を制限する「糖質制限ダイエット」に注目が集まりました。これは、ごはんやパンをはじめ、スイーツ、豆類やイモ類などの糖質を多く含む食品を制限し、糖質の摂取量を減らす食事方法です。

糖質は、脂質やたんぱく質に比べて血糖値の急激な上昇を招きやすい栄養素です。そのため、糖質を一度にたくさんとるとインスリンもたくさん分泌されるので、カラダに脂肪がつきやすくなります。このインスリンの分泌量をなるべく減らしていこうというのが、糖質制限ダイエットの基本的な考え方です。

カロリー制限中心のダイエット法との大きな違いは、糖質の摂取量さえ低く抑えていればカロリーは気にしなくていいという点です。

カロリー制限の場合、1日に摂取する総エネルギー量を減らし、その中で50〜60%程度のカロリーを炭水化物（糖質）からとり、15〜20%程度をたんぱく質とし、20〜25%程度を脂質としてバランスよく配分する必要があります。

これに比べて糖質制限の場合、糖質の摂取量に注意するだけでよしとされるため、簡便で取り組みやすく、カロリー制限に挫折した人を中心に人気が集まりました。

しかし、安易に糖質制限に走るのはいかがなものでしょう。特に、極端な糖質制限には、健康上、大きな危険が潜んでいます。

実は、糖質を極端に減らした食事を続けていると、骨髄の機能が低下してしまうのです。

血液の血球成分は、骨髄で作られています。そして、血球成分には私たちのカラダの血管を修復してくれるＥＰＣ（血管内皮前駆細胞）という物質が含まれています。

このため、骨髄の機能が低下するとＥＰＣの量が減ってしまい、結果的に動脈硬化など血管機能の破壊を引き起こすのです。

また、糖質を極端に減らした食事を続けているとＡＧＥｓを生成する物質が作られ、糖化もすすんでしまいます。

糖質制限ダイエットを行うと、確かにやせてくるかもしれません。しかし、それで動脈硬化が進んでしまっては元も子もありません。

糖質は、私たちが何百年、何千年と、エネルギー源にしてきた大切な栄養素です。極端に減らすのはよくありません。

そして、最後に、忘れてはいけない不変の原理を申しあげます。

それは、糖質制限食もカロリー制限食も、いずれにしろ食事でとった摂取カロリーが消費カロリーよりも上回れば太るということです。肝に銘じてください。

マーガリンが動脈硬化を引き起こす原因に

さて、ここで問題です。バターとマーガリン、どちらが動脈硬化を引き起こしやすいでしょうか。

バターは動物由来の油脂で飽和脂肪酸が多く含まれているため、血管によくない。一方のマーガリンは植物由来の油脂で不飽和脂肪酸が多く含まれているため、コレステロールを下げる効果があり血管にいい。よって、バターのほうが動脈硬化を引き起こしやすい――。

そうお考えの方も少なくないのではないでしょうか。しかし、正解は逆。マーガリンのほうが動脈硬化を引き起こしやすいのです。

近年になって、マーガリンなどの多くの加工食品に含まれている脂肪酸は、悪玉コレステロールを上げ、善玉コレステロールを下げる働きがあるとわかってきました。

マーガリンの原料は植物油です。植物油は室温では液体です。これに水素を添加して化学構造を変化させることでマーガリンは作られています。この製造過程で発生するトランス脂肪酸がカラダに悪かったのです。

トランス脂肪酸の健康への悪影響はアメリカで大きな話題となり、カリフォルニア州やニューヨーク市をはじめ一部の州や市では、加工食品中のトランス脂肪酸の含有量表示が義務づけられたり、レストランなどでのトランス脂肪酸の使用が規制されたりしています。

日本においては、トランス脂肪酸を含む食品の摂取量が少ないという理由からか、いま現在、特に規制は設けられていません。

とはいえ、私たちが日々口にする加工食品の中に、どれだけのトランス脂肪酸が含まれているか定かではありません。ですから、毎日パンを食べるなら、動脈硬化予防のためには、マーガリンよりもバターを利用したほうがいいと、私は思います。

高血圧予防の強い味方。「カリウム」を豊富に含む食品は？

年齢とともにじわじわと血圧が上がり、気づいたらすっかり高血圧になっていた……そんな悩みをお持ちの方は多いと思います。

高血圧というと、まずは塩分を減らすようにいわれていますね。

塩分をとりすぎると、私たちのカラダの中でナトリウム濃度が高くなります。すると、その濃度を薄めようとして、血中の水分量が増えます。同じ血管の中を通る水分量が増えれば、当然圧力が増します。これが高血圧の一因となるわけです。

こうした理由から、高血圧防止のために、塩分のとりすぎに注意しようといわれてきたわけです。

塩分の1日当たりの摂取目標量は、2010年の食事摂取基準では男性が9g未満、女性が7・5g未満でしたが、2015年の食事摂取基準では男性は8g未満、女性は7g未満とさらに下げられました。これは、あくまでも日本の基準です。WHOの基準では、それよりも少ない1日5g未満となっています。

それでも、日本の塩分摂取目標量をオーバーしている日本人は多いです。なぜなら、しょうゆ、みそ、塩で味つけする和食では、どうしても塩分摂取量が多くなってしまうからです。

そこで、高血圧予防の観点から注目が集まっているのが、カリウムの摂取です。カリウムには、体内の余分な塩分を排出する作用があります。

カリウムを十分に摂取していれば、血中のナトリウム濃度が下がり、結果的に血圧も下がっていきます。

高血圧を予防するためには、塩分を低く抑えることも、もちろん大事です。ただ、あまりにも塩分を控えようとすると、食事が何とも味気ないものになってしまいます。ある程度まで薄味にしたら、カリウムの豊富な食品を毎食取り入れましょう。

カリウムは、野菜、豆類、イモ類、フルーツ類、海藻類に豊富です。カリウムは水溶性なので、煮ることで30％ほど流れ出てしまいます。野菜やフルーツをそのまま生で食べたり、スープなどにして汁ごと食べるとよいでしょう。

カリウムの摂取目標量は、食事摂取基準（2015年版）によると、男性は1日3000mg以上、女性は2600mg以上です。

たとえば、ワカメやヒジキなどの海藻類をごはんと一緒に炊けば、食材のもつ塩分でごはんに味もつきますし、カリウムの補給もできるため、とてもカラダに優しい料理となります。

ただし、カリウムの摂取量に気をつけなければいけない方もいらっしゃいます。カリウムをたくさんとることで腎臓に負担がかかるため、腎臓に疾患をお持ちの方にはおすすめできません。

胃の健康を守ることが、若い血管を保つカギ

心筋梗塞や脳梗塞のリスクを抑えるためには、動脈硬化を予防することが基本中の基本。そんな、血管のアンチエイジングのために欠かせないのが、ビタミンB_{12}の十分な摂取です。

動脈硬化を引き起こす物質にホモシステインというアミノ酸があります。これは、必須アミノ酸であるメチオニンが代謝過程でホモシステインという物質に変わったものです。体内にビタミンB_{12}や葉酸が十分にあると、ホモシステインはメチオニンへ戻ることができます。しかし、それらが十分にないと、血中ホモシステインは増えるばかりで動脈硬化を引き起こしやすくなります。

ビタミンB_{12}の吸収に重要になってくるのが、胃の状態です。

私たちが食べ物からビタミンB_{12}を吸収するには、糖たんぱく質（胃から分泌されるたんぱく質の一種）が必要ですが、加齢により胃が萎縮したり、胃粘膜に病変がある方などは、糖たんぱく質の分泌が十分でなくなり、ビタミンB_{12}をうまく吸収できなくなってしまうのです。また、胃の状態が悪ければビタミンB_{12}だけではなく、ほかの栄養素の消化吸収にも差し障りが出てきます。

胃を若々しく保つためには、1日3食、できるだけ同じ時間に規則正しく、腹八分目に食べることが大切です。また、食事と食事の間があきすぎると、胃酸の出すぎにつながるのでよくありません。極端に辛いもの、しょっぱいもの、甘いものは胃壁を荒らします。空腹でのカフェインとアルコールの摂取も控えましょう。もちろん、就寝直前の食事や暴飲暴食はもってのほかです。

食生活が不規則で、コンビニなどで思いつくままに好きなものを買い、同じものを毎日のように食べている方は、胃に負担がかかっているかもしれません。

胃を若々しく保つことは、結果的に見た目のアンチエイジングにもつながります。見た目で得するためにも、胃をいたわってあげましょう。

牛肉を食べると血のめぐりがよくなって免疫力がアップする

「体温が高めの人のほうが、病気にかかりにくい」という話を聞いたことはありませんか？　平均体温が低めの人より、高めの人のほうが、免疫力が高いといわれています。いったい、なぜでしょうか。

食事をすると、体内では食べ物の栄養をエネルギーに変えるために、さまざまな化学反応が起きています。いわゆる、代謝です。

一般的に化学反応は、温度が低めよりは高めのほうが活発になります。このことから、私たちの体内でも体温が上がると代謝が活発になり、免疫力がアップして病気にもかかりにくくなると考えられているのです。

代謝が活発になれば食べたものは効率よくエネルギーや必要な成分に変わりますし、

有毒な物質などの分解もいっそう促進されるでしょう。

実は、私たちが食事から得たエネルギーは、エネルギー代謝の結果として、その約80％が熱に変換されて体温を維持するために使われています。

体温と食べ物は、想像以上に密接な関係があるのです。

食事をすることでエネルギー代謝が活発になって熱の生産量が増えることを、特異動的作用（食事誘発性体熱産生）といいます。食事をするとカラダがだんだん温まっていくと感じるのはこの作用のためです。

特異動的作用は、摂取する栄養素によって異なります。中でもたんぱく質は、糖質や脂質に比べて熱の生産量が高い栄養素です。

カラダは血液の循環によって温まっています。ですから、健康のためにも、アンチエイジングのためにも、良質のたんぱく質が多く含まれる肉を食べて、血のめぐりをよくしましょう。

特に血液の成分になる鉄も豊富な、牛肉がおすすめです。

第5章

老ける食習慣、老けない食習慣

アンチエイジングのためには、本当は腹七分目がいい

アンチエイジングの究極の目標といえば、健康的な長寿でしょう。

介護が必要な状態ではなく、自立した生活が送れる状態での寿命を「健康寿命」といいます。これまで、健康寿命をいかにして伸ばすかを多くの人々が研究を重ねてきたわけですが、2000年にアメリカのマサチューセッツ工科大学のレオナルド・ギャランテ教授が、健康寿命を延ばす遺伝子を発見して注目を集めました。

それは「サーチュイン遺伝子」というもので、「長寿遺伝子」とも「若返り遺伝子」とも呼ばれています。嬉しいことに、私たちの誰もがこの遺伝子を持っていることがわかっています。

ただし、この遺伝子は、いつでも働いてくれるわけではありません。ある条件に合

ったときだけ活性化し、私たちのカラダを若返らせる働きをしてくれます。

活性化したサーチュイン遺伝子は、カラダを老けさせる活性酸素を除去し、肌のシミやシワを防止し、脂肪を燃焼させ、動脈硬化や糖尿病、認知症などのさまざまな疾患を予防します。まさに、夢のような遺伝子なのです。

では、どうやってこの長寿遺伝子を活性化させるのかですが、実はとても簡単なことです。活性化の条件とは、なんと「空腹」だったのです。

空腹が私たちの健康寿命を延ばすことは、さまざまな動物実験で確認されてきました。その中から、アメリカのウィスコンシン大学の研究結果を紹介しておきましょう。

それは、アカゲザルを20年間保育して行った実験です。一方のサルには十分な食事を与え、もう一方のサルにはその約7割、つまり腹七分目に抑えた食事を与え、観察を続けたというもの。その結果、腹七分目の食事を続けたほうのサルは、制限をしなかったサルに比べて毛もフサフサで、若々しいカラダを保っていたのです。

私たち人間の場合、どの程度食事を制限するのが最適なのかなど、詳細はまだ研究段階です。

しかし、金沢医科大学糖尿病・内分泌内科学科の古家大祐教授の報告によれば、少なくとも通常の食事から25％のカロリー制限をした食事を3週間続けることで、長寿遺伝子が活性化することが裏づけられたとされています。

また、同教授によると、私たちが食事をすると血糖の上昇を抑えるためにインスリンが分泌されますが、これが長寿遺伝子の働きを抑えてしまうこともわかってきたそうです。つまり、おなかがすいたときにおやつを食べてしまうと、せっかく長寿遺伝子が働きそうになったところを自ら止めてしまうことになります。

私たち人間は、長い歴史の間、空腹と闘ってきました。ですから、空腹状態が続いてもカラダを元気に保つためのシステムとして、長寿遺伝子が組み込まれていったと考えられています。

食事をするなら、「満腹」になるまで食べるのではなく、「腹七分目」にして、小腹がすいても毎日のようにおやつを食べることなく、空腹感を味わってみてはいかがでしょうか。きっとあなたの中で、長寿遺伝子がオンになるはずです。

若さを保つ「成長ホルモン」は、食事のリズムが関与する！

みなさんが年齢を感じはじめたのはいつ頃でしょう。

おそらく、30代後半から40歳前後ではないでしょうか。その頃になると、急にボディラインが崩れてきたり、白髪や薄毛、シミやシワが気になりだし、体力的にも衰えを感じる人が多いようです。

その要因のひとつは、年齢によるホルモンバランスの低下。特に影響を及ぼしているのが、「成長ホルモン」の低下です。

成長ホルモンは、脳下垂体前葉から分泌されるホルモンで、新陳代謝には欠かせないものです。カラダのすべての器官や組織の発達に関係しているホルモンといっていいでしょう。

この成長ホルモンの分泌は20代がピーク。30歳前後になると低下しはじめ、その後の10年で約13%も低下し、私たちのカラダにさまざまな影響があらわれはじめるのです。成長ホルモンの分泌はその後も減少を続け、80代になると20代の頃に比べ激減してしまいます。

ですから、若々しく健康なカラダを保つためには、この成長ホルモンの分泌をできるだけ促すことが大切なのです。

では、どうやったら成長ホルモンがたくさん出るのでしょうか。

大切なのは、睡眠です。

成長ホルモンは、ノンレム睡眠時に出ることがわかっているのです。

ノンレム睡眠とは、ご存じの方も多いと思いますが、簡単に言ってしまうと、脳の多くの部分が休んでいる深い眠りのことです。

睡眠には、眼球が素早く動いているレム睡眠と、そうでないノンレム睡眠があります。レム睡眠時は間脳や中脳などは起きていて、この間に人は夢を見ます。一方、ノンレム睡眠時は生命維持にどうしても必要な部分の脳しか働いていません。レム睡眠とノンレム睡眠は交互にあらわれ、両方で平均90分が1周期です。この周期が何度か繰り返されるのが、私たちの睡眠です。

つまり、夜しっかりノンレム睡眠をすることで、成長ホルモンの分泌を促したいわけですが、そのカギを握っているのが、実は食事のとり方なのです！

夜しっかり眠るためには、「体内リズム」を整えることが大切です。そして、体内リズムを整えるには、まず朝昼夜の3食を規則正しく食べることが、もっとも重要です。

そのうえで、夕食は起床後12時間以内、遅くとも14時間以内に終え、そのあとは就寝の3時間前になったら、何も食べないようにすること。そうしないと、胃腸が完全に休めないため、深い睡眠にならず、成長ホルモンの分泌も望めません。

成長ホルモンの分泌を高めると、皮膚を作ったり、骨を丈夫にしたり、性的な能力を高めたり、免疫システムを強化したりなどいいことがいっぱいあります。

このことからも、規則正しい食生活こそが、老けないカラダを作る基本中の基本だということが、おわかりいただけるでしょう。

「ロコモ」を防ぐ、筋肉をつける食べ方とは

高齢化社会を迎える日本では、数年前から「ロコモ」に注目が集まっています。

ロコモとは、ロコモティブシンドロームの略で、「運動器の障害」により「要介護になる」リスクの高い状態になること。つまり、筋肉や関節などが十分に動かせなくなってしまう状態のことです。ロコモの原因には大きく分けて、病気や骨折などによるものと、加齢によるものがあります。病気などは人によってかからずにすむ場合もありますが、加齢は誰しも避けて通ることができません。

どんなに健康な人でも、年齢とともに筋力が低下し、持久力や反射神経、バランス感覚などが衰えていきます。一般に運動量も減っていくので、どうしても筋力は落ちていきます。これを食い止めるには、運動をして筋力を保持するしかありません。

もちろん、食事も大切です。基本は、1日3回、バランスのとれた食事を続けること。できれば、ごはんなどの主食、肉や魚の主菜に、副菜、汁物を添えた一汁三菜スタイルが理想です。こうすれば、自然と炭水化物、たんぱく質、脂質、ビタミン類、ミネラル類が一度にしっかりとれます。

特に、筋肉をつけたい場合は、運動をしたあと2時間以内に良質のたんぱく質をたっぷりとるのがポイントです。たんぱく質は運動後に補給することで、効率よく筋肉になってくれます。

たんぱく質源としては、たとえば豚肉が好きだからと豚肉ばかりに偏ることなく、牛肉、鶏肉などをバランスよく食べます。魚も焼き魚や干物ばかりではなく生魚も食べるなど、食材がワンパターンにならないように気をつけましょう。そして、卵と牛乳も忘れずに1日に1回はとりましょう。

また、肥満は腰やひざに負担をかけるうえ、動くのが億劫になるなど、ロコモの一因になります。バランスよい食生活と適量を守って、いつまでも元気に動けるカラダ作りを目指しましょう。

肌のためには、夏と冬では食べ方を変える必要があった

若々しい肌を保つために、一年中、同じ食材ばかり食べ続けているという人がいました。ご本人は肌のためと思って一生懸命がんばっているご様子でしたが、こうした食べ方をしていても、一年を通して健康的な肌を保つのは、まず無理です。

それは、私たちの肌の状態が、一年中同じではないから。季節ごとの紫外線の量の違い、温度や湿度の変化などによって、肌の状態も常に変化しています。

ですから、年間を通して健康的な肌を保つためには、その季節の肌の状態を考えて、そのときどきで必要な栄養を積極的にとる必要があるのです。

では、季節に応じてどんな食品を食べればいいか、重要なポイントを挙げておきましょう。

まずは春。肌の最大の敵ともいえる紫外線が一気に増える季節です。肌のもっとも重要な栄養分である動物性たんぱく質とビタミンB_2、ビタミンB_6をとって、肌の抵抗力をアップしましょう。動物性たんぱく質は、肉・魚・卵・牛乳・乳製品に豊富です。これらの食品は、ビタミンB_2、ビタミンB_6も含んでいるので、一石二鳥です。

動物性たんぱく質とビタミンB_2、ビタミンB_6を十分にとることは、健康的な肌を保つための基本なので、肉・魚・卵・牛乳・乳製品は、年間を通してしっかり食べるようにしましょう。

次は、肌の疲れが目立ってくる夏の終わり。夏の肌は、いくつも問題を抱えています。まず、肌のペーハーが酸性から中性に傾くことで、化膿菌に対する抵抗力がなくなって、トラブルが発生しやすくなっています。

また、日焼けで皮膚の角質層が厚くなっているうえに、それが汗のためにふくれたりしぼんだりして角質層が緩んでしまい、皮膚の表面が荒れてざらついてきます。

こうした肌の修復のためには、春で紹介した動物性たんぱく質とビタミンB_2、ビタミンB_6のほか、さらにビタミンAを十分にとることが必要です。ビタミンAは、皮膚や粘膜を丈夫に保ち、感染症の予防にも役立つうえに、私たちのカラダを老けさせる活性酸素の働きを阻止する抗酸化力にも優れています。

ビタミンAを十分に補給するためには、ビタミンAが豊富なレバーやウナギを、あるいは、カラダの中でビタミンAになるβ-カロテンを多く含んでいる緑黄色野菜やスイカなどを意識して食べるといいでしょう。

冬は、血行が悪くなり、皮膚も元気がなくなる季節です。脂腺や汗腺の働きが鈍くなり、皮膚の表面の脂が足りなくなって、肌は乾燥してカサカサになってきます。

さらに、お湯を使って手仕事を続けていると、手の表面の脂がますますなくなり、皮膚の弾力がなくなって裂け目ができてきます。これが、いわゆるひび割れです。

冬の肌の乾燥を防ぐためには、十分な保湿に気を配ることも大切ですが、皮膚の血行をよくするビタミンEを積極的にとることが重要です。

ビタミンEは、カニ、カキ、ギンダラなどの魚介類や、カボチャやブロッコリーなどの緑黄色野菜に豊富です。オリーブ油などの植物油にも含まれているので、組み合わせたメニューにしてみるのもおすすめです。

冬はビタミンDを積極的にとらないと、ココロも老けこむ

カルシウムの吸収をよくするためにビタミンDが欠かせないことは前述しましたが、特に冬場はいっそう積極的にとる必要があります。

そこには、日照時間とうつ病の問題がからんでいます。

「冬季うつ」という言葉をご存じでしょうか。私たちの心は、日照時間と密接な関係にあり、冬場、日照時間が短くなってくると、うつ病を発症しやすくなるのです。

この冬季うつには、ビタミンDの摂取が効果的という結果が報告されています。ですから、朗らかな精神状態を保つためにも、日照時間が短くなる冬場は、干しシイタケ、サケ、サバ、イワシ、真ガレイなど、ビタミンDが豊富な食材を、意識的に食事に取り入れる必要があるのです。

なお、ビタミンDは食事でとる以外にも、日光を浴びることで体内で増やすことができます。実はビタミンDは日光を浴びることによって皮膚で作られるため、「サンシャイン・ビタミン」という別名があります。

近年日本では、美白のためにUVカットが叫ばれ、魚を食べる機会も減っていることから、ビタミンDが不足する傾向にあるのです。

冬は日照時間が少ないヨーロッパの場合、生まれて間もない赤ちゃんにビタミンDが処方され、実際に飲まされている国もあります。幼いうちからこうした対策がとられているのです。そういえば、ヨーロッパで買った食品類などにも、ビタミンDが強化されているものがいろいろとありました。

このように、ただでさえ不足しがちなビタミンDですが、日照時間の関係で冬場になるといっそう不足します。鍋料理などに、魚やたっぷりのキノコを入れるなどして、十分な補給を心がけてください。

美肌効果があるビタミンCは、毎食とらないと意味がない

ビタミンCに美肌効果があるというのは、すでに常識でしょう。肌細胞を作るコラーゲンの合成に働き、肌にハリを持たせます。また、抗酸化作用があるのでシミを防いだり、免疫力を高めて肌トラブルを防ぐなど、実にさまざまな効果があります。私たちは、カラダの中でビタミンCを作ることができないので、若々しい肌を保つためには、食事から十分にとる必要があります。

と、ここまではよく知られているので、1日に一度はレモンジュースを大量に飲んだり、週に一度柑橘類をたくさん食べたりと、なんとかしてビタミンCを補給しようと奮闘している人は多いようです。でも、1日に一度、あるいは週に一度、まとめてビタミンCをとろうとしても、思ったような美肌効果は期待できません。ビタミ

ンCを上手に補給するには、ちょっとしたコツが必要なのです。

それは、一度にまとめてではなく、必ず毎食、ビタミンCをとること。

実は、ビタミンCは水溶性で、水に溶けやすいビタミンなのです。水に溶けてしまうということは、一度にたくさんとっても、カラダで十分に吸収されずに流れ出てしまうということ。ですから、ビタミンCを十分に補給するために、私たちはビタミンCを含んだ食品を毎食食べる必要があるのです。

ビタミンCは1日約100mg必要なので、1食当たり33mgが目安になります。

グレープフルーツなら半分で43mg、キャベツなら大きめの葉1枚（100g）で約41mg、赤ピーマンなら4分の1コ（40g）で68mgです。ただし、煮たりゆでたりするとビタミンCの損失が大きくなるので、生で食べるのがおすすめです。

ビタミンCを毎食、適量とることは大切ですが、サプリメントやドリンクなどでもどんどんとっていると、下痢を起こすので注意してください。下痢をすると必要な栄養素が腸で吸収されなくなるので、当然、肌荒れにもつながります。

アルコールの飲みすぎは、確実にカラダが老けていく

アルコールは適量であれば、ストレス発散などの効果ももたらしてくれますが、飲みすぎがよくないのは、みなさんご存じの通りです。

「わかってはいるけど……」という方のために、アルコールの飲みすぎが確実にカラダを老けさせる、そのメカニズムを改めて確認しておきましょう。

まずは、胃に負担がかかります。アルコールは飲んだ量の1~2割は、腸ではなく胃から吸収されているので、飲みすぎると、どうしても胃が疲れてきます。

胃の重要な働きのひとつは、胃から分泌される消化酵素によるたんぱく質の分解です。胃の働きが悪くなると、たんぱく質の消化がうまくいかなくなり、たんぱく質を分解する働きが低下してしまいます。つまり、胃の具合が悪くなれば、十分な栄養が

とれなくなってしまうのです。

ちなみに、アルコールのほか、唐辛子のような刺激の強い食品や脂肪の多い食品のとりすぎもよくありません。これらを食べすぎると胃が荒れたり、もたれたりするのは、みなさんも経験上、よくご存じでしょう。

アルコールに話を戻すと、アルコールをたくさん飲めば、当然、肝臓にも負担がかかります。アルコールを分解するために肝臓は必死になって働き、その際、肝臓で活性酸素がどんどん作られます。その影響が全身におよび、少しずつ確実にカラダを老けさせていくのです。

お酒の適量は人によって違いますが、基本的には、1日、ビールなら中瓶1本、日本酒は1合、ワインは4分の1本、焼酎は0・6合、ウイスキーはダブルで1杯までです。飲みすぎは自らカラダを老けさせるようなもの。くれぐれも適量を守ってください。

なお、飲酒前に牛乳を飲んで胃に膜を張るとアルコールが吸収されにくくなるというのは、都市伝説にすぎません。牛乳を飲むことで吸収はゆっくりになりますが、牛乳やチーズといった乳製品を口にしても、胃に膜などできません。

アンチエイジングの敵「お酒」を飲んだら、緑茶で対抗して若さを保つ

アルコールは、カラダに必要な栄養素ではありません。むしろ異物です。ですから、私たちがお酒を飲むと、アルコールを分解し、体外へ排出しようと、肝臓をはじめとするさまざまな臓器が活動しなければならなくなります。

そして、私たちの体内にある酵素も活躍します。酵素が活発に活躍すると活性酸素がたくさん発生します。

つまり、お酒を飲めば飲むほど、カラダはどうしても老けていくのです。

とはいえ、お酒はなかなかやめられません。私もビールが大好きなので、気持ちはよくわかります。

そこで、お酒を飲んでもなるべくカラダを老けさせない方法をお教えしましょう。

お酒を飲んだあとに、緑茶を飲めばいいのです。力を発揮してくれるのは、お茶に含まれているカテキン、カフェイン、ビタミンC、タンニンなどの成分です。

まず、カテキンには、活性酸素を消去する作用があります。

カフェインは、アルコール分解酵素の活性を高めてくれます。また、高い利尿作用で、お酒を飲むと発生する有害物質であるアセトアルデヒドを体外に排出する働きもあります。同時に、お酒によるむくみも防ぎます。

ビタミンCは、アセトアルデヒドの分解に働きます。実際、血液中にビタミンCが多いほうが、アセトアルデヒドの分解能力が高まるのです。ビタミンCは抗酸化ビタミンでもあります。

そしてタンニンにも、アルコールの吸収を抑える効果と利尿作用があります。

これらの成分のおかげで、肝臓の疲れを比較的少なく抑えることができます。お酒をよく飲む方は、今日からでも実行してください。

睡眠の質を下げる寝酒は、若さを奪い取る悪習慣！

毎晩、眠れるまで晩酌するのが習慣になっている人はいませんか？

寝酒を飲むとよく眠れると思っている人がいるようですが、これは実はまったく逆。すぐにやめていただきたい、悪い習慣です。

ちょっと、考えてみてください。

寝酒をした日は、たいがいトイレに起きていませんか？　または、尿意のあるなしにかかわらず、夜中に目覚めていませんか？　目覚めると、のどがからからに乾いていませんか？　それだけでも、アルコールが睡眠の質を下げていることは明らかでしょう。

アルコールをたくさん飲むと、最初のうちは、確かに寝つきはよくなるようです。

しかし、睡眠の後半になると交感神経の活動が高まって、目が覚めやすくなってしまうのです。

しかも、アルコールを飲んで寝つきがよくなるのは最初のうちだけで、連用しているうちにカラダに耐性ができてしまうため、やがて寝つきは悪くなります。

では、少量のアルコールならいいかというと、こちらもダメです。

この場合は寝つきが悪くなる傾向があるため、眠るためにお酒を飲んでいる人は、眠りにつこうとして徐々に酒量が増えていく恐れがあるのです。

十分で質のいい睡眠が私たちのカラダを若く保つために絶対に欠かせないものであることは、改めて言うまでもないでしょう。睡眠が十分でないと、肌が荒れて老けて見えますし、実際、体中の各組織の休息や再生が十分に行われず、どんどん老化していきます。

そのうえ、あまり知られていないようですが、睡眠不足が続くとカラダは太りやすくなります。

その理由は、睡眠不足が、私たちの食欲に関係している2種類のホルモン、「レプチン」と「グレリン」のバランスを乱してしまうからです。

レプチンは食欲を抑えるホルモンであり、グレリンは食欲を促進するホルモンです。

この2種類のホルモンは、一方が増えると、もう一方が減るという関係にあります。

睡眠不足になると、グレリンの働きが優位になり、たくさん食べても満腹感がなかなか得られず、食べすぎてしまう傾向になります。しかもグレリンには、カラダに脂肪を蓄積させる働きもあるため、睡眠不足は結果的に、私たちを肥満へと導いていくことになるのです。

ほかにも、睡眠不足が私たちのカラダに与える悪影響は、枚挙にいとまがありません。寝酒はまさに若さを奪い取る悪習慣だということを、どうか深く胸に刻んでおいてください。

尿酸には抗酸化力が！プリン体を気にしすぎるのもNG

尿酸値といえば、健康診断の結果で、よく話題になる数値のひとつでしょう。

尿酸値が高くなる原因のひとつに、肉の内臓、魚の干物などに多く含まれているプリン体の食べすぎがあります。プリン体は体内で尿酸に代謝され、尿中に排泄されますが、それがうまくいかないと尿酸値が上がります。

尿酸値が高いと痛風を発症しやすくなります。痛風は、文字通り大変痛く辛い病気のため、尿酸はイメージが悪い物質のひとつになっているようです。

しかし、尿酸には強力な抗酸化力があることをご存じでしょうか。

尿酸は血中において、日常で食事からしか補給できないビタミンCやファイトケミカルなどの抗酸化物質よりも高濃度で存在し、しかも抗酸化力にも優れているのです。

ところが、「尿酸値は低ければ低いほどいい」と思い込んでいる方が少なくありません。尿酸値が正常範囲内であるにもかかわらず、プリン体の摂取を極限まで減らそうと、必死に食事制限している方までいらっしゃいます。

尿酸値がどんどん低くなれば、血中で発揮されていた尿酸の抗酸化作用も下がってしまう可能性があります。

特別プリン体が多い白子やアン肝などは食べなくてもかまいませんが、良質なたんぱく質が豊富な肉や魚などを一切やめて野菜中心の生活になってしまうのは、栄養バランスの面から考えても、カラダによくないことは明白です。

ただし、いくら尿酸が抗酸化物質だからといって、食事でプリン体をとって尿酸を増やそうとする必要もありません。

尿酸は体内でも作られています。実は体内での生成量のほうが、食事からのプリン体よりも多いのです。普通に食事をしていれば、不足してしまうことはほとんどないでしょう。

カラフルな食卓で若返る！
年を重ねるほどに、色とりどりの野菜やフルーツを

私たちが老けないためには、新陳代謝を高め、免疫力を上げ、あらゆる病気を予防する生活を送ることが理想です。そのためには、毎日の食事で、どんなポイントに注意すればいいのでしょうか。

ここで、誰にでも簡単に確認できる、アンチエイジングに効果的な食事のチェックポイントをお教えしましょう。

年を重ねるほどに、色とりどりの野菜やフルーツを食事に取り入れることです。欧米の女性は、加齢とともに華やかな色の洋服を着るといわれていますが、それと同じ。和食にありがちな茶色オンリーの食卓カラーではなく、カラフルで華やかな食卓を心がけましょう。

ファイトケミカルという言葉をご存じでしょうか。野菜やフルーツの色や香り、アクなどを構成する成分の総称であり、ギリシャ語で「植物の化学物質」という意味です。

ファイトケミカルにはたくさんの種類があり、細かく数えると、その数は1万を超えるといわれています。その多くに高い抗酸化作用があり、さらには、がんを予防する、血管を健康に保つ、抗アレルギー作用があるなど、それぞれがカラダを老けさせないさまざまなパワーを持っているのです。

トマトの赤い色素であるリコピン、ニンジンのオレンジ色の成分であるカロテン、ホウレンソウに含まれる黄色い色素であるルテイン、ショウガの香り成分のジンゲロール、唐辛子の辛み成分のカプサイシンなどは、ご存じの方も多いでしょう。

近年有名になったポリフェノールはブドウに含まれている色素で、アントシアニンやレスベラトロールなどに細分化されます。いずれもファイトケミカルの一種です。

また、植物ではありませんが、サケやエビの赤い色素であるアスタキサンチンもファイトケミカルです。

食事の際、どの食べ物にどのファイトケミカルが含まれているか、いちいち考える必要はないでしょう。色とりどりの食事を心がけるだけで、老化を防止してくれるファイトケミカルがさまざまに摂取できるはずです。

ファイトケミカルを野菜やフルーツから効率よくとる方法も、ご紹介しておきましょう。

第一に、旬の野菜やフルーツを積極的に食べること。旬のものには、ファイトケミカルはもちろん、さまざまな栄養がたっぷり含まれています。

第二に、農薬が少ない有機栽培の野菜を選んで、できるだけ丸ごといただくこと。ファイトケミカルは皮やその近く、あるいは葉などに豊富に含まれています。

第三に、野菜は生で食べるより、加熱して量をたくさん食べることです。加熱するとビタミンCなど一部の栄養は減少してしまいますが、ファイトケミカルは壊れません。スープやシチューのような煮物は、溶け出したビタミンなども一緒にとれるので特におすすめです。

ぜひ、毎日の食事作りのポイントにして、たくさんのファイトケミカルをカラダの中に取り入れてください。毎食取り入れることが大切です。食べだめはできませんのでご注意ください。

ホウレンソウもいいけれど、小松菜をおすすめするさまざまな理由

どのご家庭でも、毎日の食事において、バランスをとるために青菜の小鉢を一品プラスすることは多いでしょう。たとえば、ホウレンソウのおひたし。ホウレンソウはカラダにいいからと、ほとんど毎日のようにおひたしにして食べているという方もいらっしゃるのではないでしょうか。

ホウレンソウといえば、鉄が補給できる野菜として一般に知られています。そのほかの栄養も豊富なので、日々の食事にプラスする青菜にはホウレンソウこそが最適だと信じて疑わない方が多いようです。

しかし、どういうわけかあまり知られていないことですが、実は、鉄はホウレンソウよりも小松菜のほうが多く含んでいるのです！　鉄の量は、ホウレンソウが１００

g中2・0㎎に対して、小松菜は2・8㎎です。

言うまでもなく、鉄は不足しがちな大切なミネラルです。血中の鉄は、体中に酸素を運ぶために必要なものなので、鉄が不足すると、全身の細胞に酸素が十分に行き渡らなくなり、結果的にカラダは老けていきます。

また、ホウレンソウには、鉄の吸収を妨げるシュウ酸が含まれているのに対し、小松菜にはほとんど含まれていません。

このため、ホウレンソウを料理に使う際は、シュウ酸を取り除くために一度ゆでこぼす作業が必要です。でも、小松菜は生でも食べられるので、そのまますぐに料理に使えます。

そのうえ、小松菜はカルシウムも豊富。こちらは、ホウレンソウが100g中49㎎に対して、小松菜は170㎎。なんと、3倍以上も含んでいるのです。

アンチエイジングを考えたとき、食事には青菜を使った料理が必ず一品は入っているのが理想的です。ホウレンソウでももちろんかまいませんが、鉄やカルシウムが豊富なうえに手軽に調理できる小松菜は、とてもおすすめの青菜です。

食後のコーヒーや紅茶には、牛乳を入れたほうがいい

食後のコーヒーや紅茶には、砂糖やミルクを入れる人、入れない人など、それぞれお好みでいろいろなパターンがあります。

ダイエットのために、コーヒーや紅茶に砂糖を入れない人は多いでしょう。では、ミルクはどうでしょう。

ミルクは栄養豊富といえども、カロリーもあるから入れないほうがいいと思っている方は多いのではないでしょうか。

でも実は、健康面を考えると、食後のコーヒーや紅茶には、ミルクを入れたほうががいいのです。

理由は、コーヒーと紅茶に含まれているシュウ酸にあります。

シュウ酸は、カルシウムや鉄などのミネラルと結びつきやすい物質です。このため、食後にカラダの中に入れると、食事でとったミネラルと結びついてシュウ酸カルシウムの結晶を作ってしまうため、ミネラルの吸収が妨げられるのです。

また、そのまま体内に入ったシュウ酸は腸管から吸収され、体内でカルシウムと結合してシュウ酸カルシウムの結晶になります。こうして体内で作られたシュウ酸カルシウムの結晶は、尿路結石の原因になることもあります。

そこで、ミルクです。コーヒーや紅茶にあらかじめミルクを入れてしまえば、その段階でシュウ酸がミルクに含まれているカルシウムと結びついてシュウ酸カルシウムができます。このため、シュウ酸がそのまま体内に入るのを防ぐことができ、食事でとったミネラルの吸収が妨げられる心配もなくなるのです。

また、カラダに入る前にすでにカップの中でできたシュウ酸カルシウムの結晶は、消化吸収されずにそのまま体外に排出されるので、結石の原因になる可能性は低くなります。

サラダにかけるなら、オリーブ油そのままよりも、ドレッシングにしてから

生野菜のサラダを食べるときは、オリーブ油などをかけて塩こしょうしていただいたり、ドレッシングやマヨネーズをかけていただくことが多いと思います。

オリーブ油、ドレッシング、マヨネーズに含まれる油は、1g当たり約9kcalあり、少量でもカロリーが高いためによく悪者扱いされてしまいます。でも、やみくもに油を敵視するのも考えものです。サラダを食べるとき、適量の油をかけることで、カラダにプラスに働くことだってあるからです。

実際のところ、ビタミンA、ビタミンD、ビタミンE、ビタミンKなどの脂溶性ビタミンは、油と一緒にいただいたほうが吸収がよくなります。

ビタミンAやビタミンEが、抗酸化作用を発揮してくれることは何度も述べてきた

通りです。ビタミンKは、ビタミンDとともに骨を強くしてくれるので、骨粗しょう症の予防に欠かせません。

そこで、サラダをいただく際の、ちょっとしたアドバイスをご紹介しておきましょう。それは、オリーブ油などを直接かけるのではなく、ドレッシングやマヨネーズを利用すること。そのほうが脂溶性ビタミンの吸収がよくなるという報告があるのです。

理由は、ドレッシングやマヨネーズが、乳化しているから。

乳化とは、水と油のように混ざり合わないふたつの液体の片方が微粒子となって、もう片方の液体の中に分散している状態のことをいいます。乳化すると、油の粒が小さくなるため、これが結果的に脂溶性のビタミンの吸収をよくすると考えられています。

また、ホウレンソウなどの野菜に多く含まれる鉄は、酸味があるものと一緒にいただくことで吸収率が高まります。その点からも、油と酢で作られるドレッシングやマヨネーズは、鉄の吸収効果も兼ね備えている優れた食品ということになります。

人工甘味料をとりすぎると、日光かぶれを起こす可能性が

肌が炎症を起こして、赤くはれたり、発疹ができてかゆくなったりする「かぶれ」。顔がかぶれてしまうと、表情も曇りがちだし、必要以上に老けて見えてしまいます。

かぶれというと、化粧品によるものが有名ですが、日光に当たることで起きる「日光かぶれ」というものもあります。

普通の人より皮膚が日光に対して過敏になっている人に起こるもので、化粧品かぶれだと思って化粧品をやめたにもかかわらずかぶれが治らないという人の中には、実は日光かぶれだったという人もいるようです。

日光かぶれの原因はいろいろあるので、その原因を突き止めて治療するためには皮膚科医に相談するのが一番です。

でも、ぜひみなさんに知っておいていただきたいことがあります。あまり知られていないことですが、実は日光かぶれの一因には、私たちが口にする可能性があるものが関係しているかもしれないのです。

それは、人工甘味料です。甘い味つけに使われる人工甘味料が日光かぶれの一因になるなんて、とても不思議ですよね。いったい、どうしてなのでしょう。

人工甘味料の中には、スルファミンという物質と同じものがあり、これを毎日たくさんとり続けると、問題が起きる可能性が出てきます。

スルファミンとは、サルファ剤といって、細菌感染症の薬に広く使われていたものの主な原料です。とりすぎると、日光かぶれの一因になるほか、腸内細菌の代謝異常を引き起こすことがあるのです。

人工甘味料というと、カロリーや糖類が少ないということでもてはやされています。しかし、だからといって、コーヒーや紅茶に好き放題入れたり、人工甘味料が使われている飲み物やお菓子などを大量に食べ続けていると、こうした問題が出ないとも限りません。どんな食べ物も、口に入るものは〝ほどほど〟にするのが安全です。

【参考文献】

『食品成分表〈2014〉』香川芳子／監修、女子栄養大学出版部
『栄養素の通になる　第3版』上西一弘／著、女子栄養大学出版部
『決定版　みんなが使える食品成分表』主婦の友社／編、主婦の友社
『よくわかるアンチエイジング入門』田中孝、中山芳瑛／著、主婦の友社
『食べて治す！　最新栄養成分事典』中嶋洋子、蒲原聖可／監修、主婦の友社
『最新版　からだに効く　栄養成分バイブル』中村丁次／監修、主婦と生活社
『栄養食事療法必携』中村丁次／編著、医歯薬出版
『よくわかる生理学の基本としくみ』當瀬規嗣／著、秀和システム
『よくわかる栄養学の基本としくみ』中屋豊／著、秀和システム
『「糖化」を防げば、あなたは一生老化しない』久保明／著、永岡書店
『アンチエイジングビジュアルテキスト』久保明、今西宏明、増田由美／著、学習研究社
『糖尿病食事療法のための食品交換表　第7版』日本糖尿病学会／編著、文光堂
『臨床栄養ディクショナリー』メディカ出版
『栄養「コツ」の科学』佐藤秀美／著、柴田書店
『肉食女子の肌は、なぜきれいなのか？』森谷宜朋／著、幻冬舎
『「若返りホルモン」をぐんぐん増やす16の習慣』満尾正／著、CCCメディアハウス
『血糖コントロールの実践』日吉泰雄／著、名古屋大学出版会
『歯が溶ける!?　酸蝕歯って知っていますか？』北迫勇一／著、田上順次／監修、クインテッセンス出版

【参考ホームページ】

脂質と血栓の医学
日本抗糖化学会
ＡＧＥ測定推進委員会
東京都病院経営本部
日本豆腐協会
日本臨床整形外科学会
日経ヘルス&メディカル
第一三共株式会社
テルモ
日大医学部附属板橋病院「睡眠センター」

青春新書
PLAYBOOKS
人生を自由自在に活動《プレイ》する

人生の活動源として

いま要求される新しい気運は、最も現実的な生々しい時代に吐息する大衆の活力と活動源である。

文明はすべてを合理化し、自主的精神はますます衰退に瀕し、自由は奪われようとしている今日、プレイブックスに課せられた役割と必要は広く新鮮な願いとなろう。

いわゆる知識人にもとめる書物は数多く窺うまでもない。

本刊行は、在来の観念類型を打破し、謂わば現代生活の機能に即する潤滑油として、逞しい生命を吹込もうとするものである。

われわれの現状は、埃りと騒音に紛れ、雑踏に苛まれ、あくせく追われる仕事に、日々の不安は健全な精神生活を妨げる圧迫感となり、まさに現実はストレス症状を呈している。

プレイブックスは、それらすべてのうっ積を吹きとばし、自由闊達な活動力を培養し、勇気と自信を生みだす最も楽しいシリーズたらんことを、われわれは鋭意貫かんとするものである。

—創始者のことば—　小澤和一

著者紹介

森 由香子〈もり ゆかこ〉

管理栄養士。日本抗加齢医学会指導士。

東京農業大学農学部栄養学科卒業。2005年より、東京・千代田区のクリニックにて、入院・外来患者の血液検査値の改善にともなう栄養指導、食事記録の栄養分析、ダイエット指導などに従事している。また、フランス料理の三國清三シェフとともに、病院食や院内レストラン「ミクニマンスール」のメニュー開発、料理本の制作などを行う。抗加齢指導士の立場からは、〈食事からのアンチエイジング〉を提唱している。

著書に『なぜベトナム人は痩せているのか』(幻冬舎新書)、『食べる時間を変えれば、やせられる!』(東洋経済新報社)、『その食べ方では毒になる!』『1週間「買い物リスト」ダイエット』(小社)、監修に『免疫力を高める野菜』(小社)などがある。


老《ふ》けない人《ひと》は何《なに》を食《た》べているのか　青春新書 PLAYBOOKS

2015年 3 月 5 日　第 1 刷

著　者　森《もり》　由《ゆ》香《か》子《こ》

発行者　小 澤 源 太 郎

責任編集　株式会社プライム涌光

電話　編集部　03(3203)2850

発行所　東京都新宿区若松町12番1号 〒162-0056　株式会社青春出版社

電話　営業部　03(3207)1916　振替番号　00190-7-98602

印刷・図書印刷　製本・フォーネット社

ISBN978-4-413-21034-8

大好評! 森由香子の本　青春新書 PLAYBOOKS

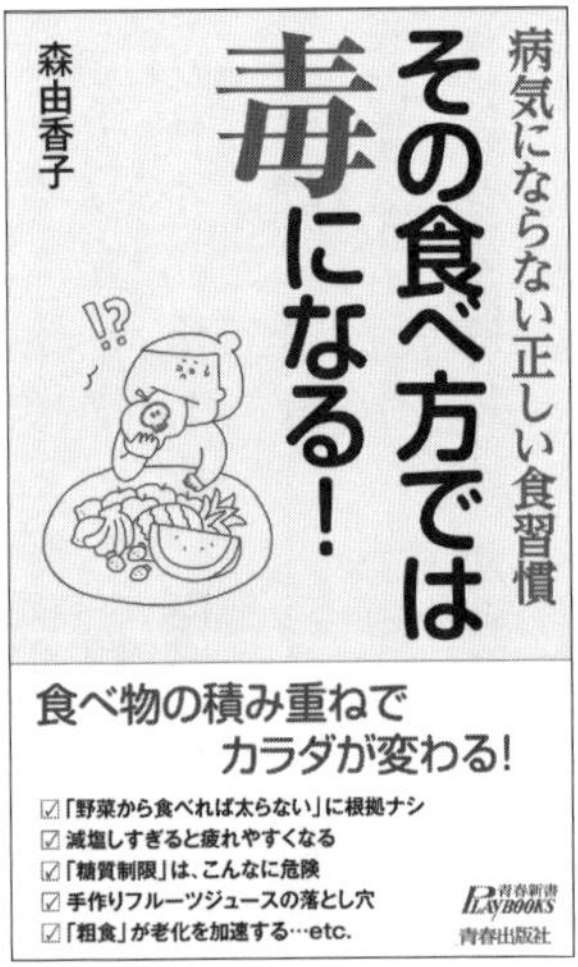

病気にならない正しい食習慣

その食べ方では毒になる!

実は、こんな人がアブナイ!?

▶炭水化物を食べないようにしている
▶野菜代わりに野菜ジュースを飲む
▶減塩を心がけている
▶健康のために「粗食」にしている
▶ダイエットのために、昼食は「そば」
▶ビタミンCを積極的にとる

ISBN978-4-413-21014-0　本体926円

※上記は本体価格です。（消費税が別途加算されます）
※書名コード（ISBN）は、書店へのご注文にご利用ください。書店にない場合、電話または
Fax（書名・冊数・氏名・住所・電話番号を明記）でもご注文いただけます（代金引替宅急便）。

商品到着時に定価＋手数料をお支払いください。

〔直販係　電話03-3203-5121　Fax03-3207-0982〕
※青春出版社のホームページでも、オンラインで書籍をお買い求めいただけます。
ぜひご利用ください。〔http://www.seishun.co.jp/〕